AUS DER
CHIRURGISCHEN PRAXIS

RATSCHLÄGE UND WINKE
FÜR ANGEHENDE CHIRURGEN

VON

DR. MED. JOHN BLUMBERG
DORPAT

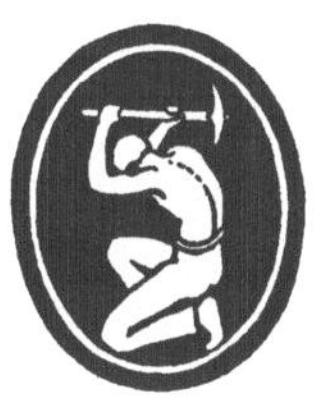

MÜNCHEN UND WIESBADEN

VERLAG VON J. F. BERGMANN

1922

ISBN-13: 978-3-642-89552-4   e-ISBN-13: 978-3-642-91408-9
DOI: 10.1007/978-3-642-91408-9

Vorwort.

Während meiner langjährigen Tätigkeit habe ich mit Studierenden wie jüngeren Kollegen viel zusammen gearbeitet und dabei beobachten können, welche Fehler am häufigsten begangen werden und was für Schwierigkeiten das Erlernen gewisser Handgriffe und Untersuchungsmethoden immer wieder bereiten.

Nachstehende Ausführungen sind gleichsam der Niederschlag solcher Erfahrungen, und weil sie eben unmittelbar der Praxis entstammen, werden sie, hoffe ich, manchem Anfänger von Nutzen sein.

An vielen Stellen hätten Bilder besser als Worte zur Erläuterung gedient; der äußeren Umstände wegen mußte jedoch darauf verzichtet werden.

Der Verfasser.

Inhaltsverzeichnis.

Kapitel IV.

Einleitung.

Viele sind berufen, aber nur wenige auserkoren, Vollchirurgen in des Wortes umfassendster Bedeutung zu sein. Dazu sind eben gewisse geistige wie auch körperliche Anlagen Vorbedingung, und wem die Natur solche Gaben geschenkt hat, der bringt es bei ernstem Streben schließlich zur Meisterschaft. Die vielen anderen müssen, wenn auch theoretisch gut vorgebildet, manche Hindernisse überwinden, um in ihrem Berufe, dem Ideale nachstrebend, wenigstens einmal fortiter in re zu sein. Sie haben gegen die angeborene Ungeschicklichkeit oder sonstige Mängel anzukämpfen, sich eine bestimmte Fertigkeit anzueignen und ihr Bestes in selbständig schöpferischer Tätigkeit einzusetzen, dann erst füllen sie ihren Platz ganz aus — ultra posse nemo obligatur.

Kapitel I.

Zu den Vorbereitungen für die Operationen.

Oft genug erlebt man's, daß junge Chirurgen in ihrem Feuereifer zu voreilig ans Operieren gehen. Sie stellen eben nicht nur eine sog. Wurfdiagnose und zudem noch häufig eine falsche, sondern unterlassen es auch, die nötigen Vorbereitungen zu treffen. Ein paar Beispiele mögen hierfür als Illustration dienen:

Patient hat in der Hohlhand eine kleine Geschwulst. Sie sitzt in der Haut und läßt sich mit ihr etwas verschieben. Rasch ist die Diagnose auf Atherom gestellt. Die Hand wird gereinigt und die Exstirpation, dazu noch in sitzender Stellung des Kranken ausgeführt. Hierbei fällt er in Ohnmacht und muß hingelegt werden. Es kommt zur Infektion der Wunde, die infolgedessen per secundam heilt. — Wenn auch diesmal belanglos, war außerdem noch klinisch genommen ein diagnostischer Schnitzer mit unterlaufen. Die anatomische Tatsache, daß Talgdrüsen, die Ausgangspunkte der Balggeschwülste, in der Vola manus wie an der Planta pedis fehlen, blieb unberücksichtigt und ebenso auch die Aufnahme der Anamnese; vielleicht hätte sich eine Hautverletzung herausexaminieren lassen können, da im Anschluß hieran oft kleine Kutisstückchen in die Tiefe gelangend, zu sog. Epithelzysten, -geschwülsten heranwachsen.

Schon bedeutend folgenschwerer ist ein derartiger Fall: Der Kranke hat oben außen an der Vorderseite des Unterschenkels eine Infiltration. Die Haut darüber fühlt sich wärmer als in der Umgebung an, ist ein wenig gerötet und zyanotisch unterlaufen. Es läßt sich leicht Fluktuation nachweisen und der Druck ruft Schmerzäußerung hervor. Die Inzision ergibt aber statt Eiter Blut. Nach dem Auswischen der Gerinnsel wird die Blutung heftig; es muß sofort ein Schlauch um die Extremität gebunden, der Kranke narkotisiert und das Nötige an Instrumenten usw. vorbereitet werden. Eine Arterienverletzung liegt eben vor, und aus dem kleinen Eingriffe ist eine schwierige Operation geworden. Der Arzt hat also verabsäumt, die Entstehungsgeschichte zu berücksichtigen und nach der Pulsation wie nach dem Schwirren zu fahnden (Symptome, die allerdings auch fehlen oder nur sehr undeutlich ausgesprochen sein können). Dergleichen unerwünschte Überraschungen sind während des Weltkrieges gar nicht so vereinzelt vorgekommen.

Eine genaue Anamnese und möglichst sichere Diagnose bleiben also immer eine conditio sine qua non; darauf erst sollen die vorbereitenden Schritte zur Operation getroffen werden.

Um die hier zu erwähnenden mosaikartig sich aneinander reihenden Bemerkungen mehr systematisch zu ordnen, will ich sie nach den verschiedenen Eingriffen gruppieren: solchen, die dringlich sind resp. keine längere Vorbereitung erfordern, und solchen, die aufschiebbar sind resp. eine bestimmte Vorkur verlangen.

A. Zu den Vorbereitungen für sofortige und dringliche Operationen.

Das Reinigen der Wundumgebung.

Zu den elementaren Forderungen beim Reinigen der Wundumgebung gehört das Entfernen der Haare. Meist erfolgt das Abrasieren aber in zu geringem Umkreise, und wenn es sich um Kopfwunden handelt, wird das übrige Haar selten soweit gekürzt, daß es, unter dem Verbande sich verschiebend, nicht in die Wunde hineingeraten könnte. Bei Männern ist das Entfernen der Haare um so leichter auszuführen, als sie nur selten dagegen (nicht etwa wie beim

Abnehmen des Bartes) protestieren. Mit Frauen kann man betreffs der Frisur gewöhnlich in einen Kompromiß eingehen; die nächstliegenden Harre rasiert man ab und die übrigen läßt man einflechten, am besten in zwei Zöpfe.

Daß bei Eingriffen in der Schenkelgegend, wie Inzisionen von Bubonen und Phimosen-, Paraphimosenoperationen usw. die Schamhaare nicht stehen gelassen werden dürfen, muß ebenfalls besonders hervorgehoben werden.

Über die Technik des Rasierens Worte zu verlieren, wäre eigentlich überflüssig, wenn nicht junge Chirurgen in dieser Kunst meist den Barbiergehilfen weit nachständen. Neuerdings hat noch die praktische Erfindung des Gillettes dazu beigetragen, die Ungeschicklichkeit in der Führung des Messers zu begünstigen, darum könnten hier wohl einige Winke am Platze sein. 1. Muß beim Rasieren die Haut sich in Spannung befinden (es zieht die linke Hand die Kutis nach der einen Richtung, während die rechte mit dem Rasiermesser die Haare nach der anderen, also entgegengesetzten hin, abschneidet) und 2. ist das Messer zur Haut in einem spitzen Winkel von 20—30° zu halten, sowie beim Hin- und Herbewegen nicht unnötig abzuheben.

Damit ferner das Messer beim Reinigen nicht stumpf werde, hat man es mehr in querer Richtung, also vom Rücken zur Scheide hin, abzuwischen.

Das Anlegen des Gummischlauches.

Wenn der Gummischlauch um eine Extremität gelegt werden soll, so geschieht das leicht in folgender Weise: Das Ende mit dem Haken hält man in der Linken, während die Rechte das freie Stück anspannend um das Glied führt, bis die so gebildete Schlingentour von der Linken gefaßt werden kann. Dasselbe Manöver wiederholt man entsprechend der Länge des Schlauches einigemal, um zum Schluß den Haken in eines der Kettenglieder zu befestigen. Den Gummischlauch etwa in der Mitte seiner Länge um die Extremität zu legen, dann unter starker Anspannung beide Enden auf der andern, entgegengesetzten Seite zu kreuzen und in der Weise fortzufahren, ist viel mühsamer und macht auf den Zuschauer den Eindruck von Unbeholfenheit.

Das Katheterisieren der Harnblase.

Die Entleerung der Harnblase muß immer mit einem möglichst dicken, weichen Katheter vorgenommen werden; gelingt jedoch das

Einführen selbst von dünneren Nummern nicht, dann kommen die seidenen in Betracht, speziell die mit der Mercier'schen Krümmung, und ganz zuletzt die metallenen. Vor dem Katheterisieren fordere man den Patienten auf, beide Hände unter das Kreuz zu schieben, da er in dieser Haltung nicht so unbemerkt mit den Fingern dazwischen fahren kann; außerdem wird auch durch die etwas erhöhte Beckenlage das Einführen in schwereren Fällen wesentlich erleichtert.

Die Kochsalzinfusion.

Die Infusion von physiologischer Kochsalzlösung sollte, falls Verblutungsgefahr bei Extremitätenverletzungen vorliegt, nicht eher eingeleitet werden, als bis die Kompressionsbinde angelegt worden ist, und bei inneren Verletzungen erst während der Operation, nachdem die Klemmen die spritzenden Gefäße gepackt haben (vgl. Kapitel III).

Ebenso ist auch die Verabreichung der verschiedenen Analeptika nicht früher indiziert, als bis die Blutung gestillt worden ist.

Hand- und Fußbäder.

Die lokalen warmen Bäder verdienen bei Hand- und Fußabszessen resp. -phlegmonen, wo es sich darum handelt, die Haut leicht und schmerzlos zu reinigen, viel häufiger angewandt zu werden, als es im allgemeinen zu geschehen pflegt (vgl. Kapitel IV).

Die Lagerung der Patienten.

Bei kleinen Eingriffen ist es meist üblich, die Patienten in sitzender Stellung zu operieren; sicherer bleibt jedoch immer die horizontale Lage, weil dabei, wie eingangs schon bemerkt, viel eher unangenehme Zufälle und Störungen vermieden werden können.

B. Zu den Vorbereitungen für nicht dringliche Operationen.

Zum Prinzip mache man sich, nie eine Operation zu überstürzen, falls die Krankheit des Patienten einen sofortigen Eingriff nicht erforderlich erscheinen läßt; die Voreiligkeit rächt sich das eine oder das andere Mal doch.

Zum Messen der Temperatur.

Selbst vor kleineren Eingriffen ist es immer angebracht, die Temperatur zu bestimmen. Ein Befühlen der Haut genügt nicht, weil das sehr oft zu Täuschungen Veranlassung geben kann. Vor großen Operationen bleibt jedenfalls das Messen der Temperatur im Verlaufe einiger Tage auch bei sonst ganz gesund erscheinenden Menschen eine nicht zu unterlassende Maßnahme. Ist die Temperatur auch nur um wenige Zehntel höher als normaliter, so wird ein Abwarten und Beobachten immer das Richtigere sein. Zwischenfälle lassen sich allerdings auch auf diese Weise nicht ganz vermeiden, wie es folgender Fall zeigt: Der Patient überstand die Herniotomie ohne jede Störung und sollte am 11. Tage nach der Aufnahme aus dem Hospital entlassen werden. An jenem Morgen betrug aber die Temperatur über 39°, und das für Variola vera charakteristische Symptom ließ sich bereits im Rachen nachweisen. Der Kranke war demnach kurz vor dem Eintritt angesteckt und während des Inkubationsstadiums operiert worden.

Lungen-, Herz- und Darmuntersuchung.

Vor einer Operation sind die Lungen ja stets genau zu untersuchen. Findet man auch nur spärlich Rasselgeräusche, so nehme man es damit nicht so leicht und warte, falls die Krankheit des Patienten keinen sofortigen Eingriff, speziell unter Narkose, erfordern sollte, lieber, bis die Erscheinungen geschwunden sind.

Ebenso müssen selbst auch geringe Darmstörungen erst beseitigt werden, bevor man an eine nicht dringliche Operation geht.

Wenn am Herzen objektiv keine Abnormität nachweisbar sein sollte, die Töne jedoch schwach sind und der Puls weich, leicht unterdrückbar ist, so empfiehlt es sich, vor der Narkose häufiger tonisierende Mittel, wie etwa Strychnin, zu verwenden.

Das Urinieren.

Vor Operationen, die nachher Bettruhe, speziell in der Rückenlage, erfordern, müssen die Patienten sich daran gewöhnen, im Liegen zu urinieren. Nicht ein jeder kann es und er muß erst lernen, das bewußt tun zu können, was er schon unbewußt als Wickelkind vermochte.

Aufs Befolgen solch einer Verordnung achte also der Assistent, denn es wird dadurch manchem Patienten, selbst bei peinlichst sauberem Katheterisieren, eine Blasenentzündung erspart und dem Dejour habenden Arzte eventuell unnötige Nachtstörungen.

Das Verabreichen von Abführmitteln.

Das Verabreichen von Abführmitteln sollte mehr eingeschränkt werden und nicht ins Schablonenmäßige ausarten. In Fällen von chronischer Verstopfung, ebenso wie vor Eingriffen am Rektum und Anus ist ja die Verordnung eines solchen Mittels durchaus am Platze; in allen übrigen Fällen aber nur mit Vorbehalt angebracht. Ein Klistier mit Zusatz von Salz, Seife oder Glyzerin am Vorabend und ein zweites am Morgen der Operation genügen vollständig und greifen den Kranken nicht an. Es kann jedoch die Wirkung eines Abführmittels stärker als erwünscht sein, und so mitunter schlimme Folgen haben. Nachfolgender Fall möge als Beleg dafür dienen: Ein einziges Mal ließ ich mich bei einer Appendizitisoperation à froid dazu verleiten, am Vorabend ein Laxans zu geben. Patient erkrankte noch in derselben Nacht unter Erscheinungen beginnender Bauchfellentzündung und die sofort vorgenommene Operation ergab Perforation des Blinddarmfortsatzes. Es ließe sich hier einwenden, daß der akute Anfall vielleicht auch ohne Medikamentwirkung eingesetzt hätte, dann aber dürfte ein derartiges Mittel erst recht kontraindiziert gewesen sein. Eine solche Ausnahme von der Regel gibt aber Grund genug, ein allgemein geübtes Verfahren, wenn auch nicht ganz abzuweisen, so doch mit größter Reserve zu befolgen. In vielen Hunderten von Fällen bin ich bei der Appendixentfernung sehr wohl ohne Abführmittel ausgekommen, und weder Gasauftreibungen des Darmes noch sonstiger Inhalt haben während des Operierens oder in der Nachbehandlungszeit irgendwelche nennenswerte Störungen verursacht.

Lassen sich demzufolge bei Operationen in der Bauchhöhle Abführmittel meistenteils vermeiden, so können sie um so eher auch vor Eingriffen an anderen Körperteilen umgangen werden.

Die Diät.

In der Diätfrage sollte ebenfalls ein anderer Standpunkt eingenommen werden als es allgemein üblich ist. Durch das Vorenthalten kräftiger Kost verliert der Körper nur an aufgespeicherter Energie, indem er ohne genügenden Ersatz zu erhalten, die unumgänglich erforderlichen Kalorienwerte hergeben muß. Weshalb also diese unnötige Schwächung? Nahrhafte, leicht verdauliche Speisen kann man sogar noch am Abend vor der Operation, allerdings nicht im Übermaße, gestatten und braucht nur selten darin eine Ausnahme zu machen.

Harn- und Blutuntersuchungen.

Als etwas durchaus Selbstverständliches sind die Untersuchungen des Harnes auf Eiweiß und Zucker anzusehen, und ebenso die des Blutes auf Hämophilie. Hier sei auch noch gleich erwähnt, daß, da nicht so selten Nierenreizungen im Anschluß an die Narkose auftreten, die Analyse des Urins auch nach dem Eingriff nicht zu unterlassen ist.

Das Baden.

Ein Vollbad am Abend vor der Operation ist besonders im Winter zu vermeiden; man verordne es einige Tage früher, da es ja für die Reinigung des Operationsfeldes keineswegs in Betracht kommt.

Schlafmittel vor der Operation.

Ängstlichen, nervösen Patienten, die zudem noch an Schlaflosigkeit leiden, verabsäume man nicht, ein Hypnotikum zu geben, weil die durchwachte Nacht vor der Operation den Organismus sicherlich mehr angreifen würde als die Medizin ihm schaden könnte.

Die Vorbereitungen von Marly, Seide usw.

Die Vorbereitungen der Verbandstoffe, Seide, Instrumente usw. besorgt die Operationsschwester, der Assistent hat nur darauf zu achten, daß alle Vorschriften auch gewissenhaft erfüllt werden. Wer sich in dieser Frage noch zu orientieren wünscht, findet darüber das Notwendigste in meinem ,,Leitfaden für die chirurgische Krankenpflege‘‘.

Kapitel II.

Zu den Pflichten der Assistenten während der Operation.

A. Zu den Aufgaben des Narkotiseurs.[1])

In Anbetracht der großen Verantwortung, die der Narkotiseur trägt, kann ich nicht umhin, einige Momente zu erwähnen, denen nicht genügend Aufmerksamkeit geschenkt und gegen die sehr oft gefehlt wird.

Asphyxien und Todesfälle kommen heutzutage, seitdem der Äther wieder die ihm gebührende Bevorzugung vor dem Chloroform erlangt

---

[1]) Nachstehende Angaben sind zum Teil wörtlich dem Leitfaden entnommen.

hat, viel viel seltener vor, und ist daher auch die Führung der Narkose
unzweifelhaft leichter; die wichtigsten Kennzeichen für die Tiefe des
Schlafes bleiben jedoch bei beiden Mitteln die gleichen.

Atmungs- und Pulskontrolle.

Beim Narkotisieren ist der Überwachung der Atmung mehr
Bedeutung zuzumessen als der des Pulsschlages; letzterer kann
nämlich noch sehr kräftig und regelmäßig sein, zu einer Zeit, wo die
Respiration bereits aufgehört hat. Es muß daher die Atembewegung
ununterbrochen kontrolliert werden, während das Fühlen des Pulses
keiner beständigen Überwachung bedarf.

Die Pupillenreaktion.

Bei der Kontrolle des Pupillenspieles — des sichersten Grad-
messers für die Narkosentiefe — wird gewöhnlich auf das Straß-
mannsche Symptom nicht genügend achtgegeben. Es sei hier in
aller Kürze zusammengefaßt, worauf es ankommt. Wenn sich nämlich
die Pupille des — sagen wir — linken Auges nicht mehr verengert,
so hebe und senke man zu wiederholten Malen das Lid des rechten,
während man die linke Pupille genau beobachtet. Ist die Tiefe der
Narkose eine richtige, so wird durch das Plus an Lichteinfall durch
die rechte Pupille auch die linke beeinflußt und sich ein wenig ver-
engern. Bleibt aber die linke Pupille unverändert, so darf nicht tiefer
narkotisiert werden.

Die plötzlich auftretende starke Erweiterung der engen Pupille
beurteilt der Anfänger oft falsch. Dieses Symptom kann zweifach
gedeutet werden, entweder, daß 1. der Kranke wach geworden ist,
oder aber, daß 2. eine Asphyxie vorliegt. Ersterer Zustand ist richtig
zu beurteilen an der guten Atmung, der normalen Gesichtsfarbe,
den Bewegungen usw., letzterer dagegen bietet das kaum zu ver-
kennende, sehr beängstigende Bild.

Der Unterkiefergriff.

Das Vorschieben des Unterkiefers wird nicht immer in korrekter
Weise ausgeführt und außerdem oft zu einer Zeit vorgenommen, wo
noch gar keine Indikation dazu vorliegt.

Durch Herabdrücken des Kinnes den Mund zu öffnen (wobei
auch das Zurückfallen der Zunge verhindert werden soll) ist grund-
falsch und bezweckt gerade das Gegenteil.

Bei richtig ausgeführtem Handgriffe setzt man die Daumen auf die Fossae caninae, umgreift mit den übrigen Fingern die aufsteigenden Äste der Unterkieferwinkel und schiebt den Kiefer soweit nach vorne, daß die untere Zahnreihe die obere überragt. Durch diesen Griff wird erst die zurückgefallene Zunge vorgezogen und damit auch ein freier Durchgang für die Luft geschafft. Diesen Handgriff jedoch schon bei oberflächlicher Narkose als Vorsichtsmaßregel anzuwenden, ist nicht ratsam, weil sich dann der Speichel, den Patient nicht schlucken kann, im Rachen ansammeln muß.

Das Erbrechen.

Erbricht der Kranke in tiefer Narkose, so genügt das Drehen des Kopfes zur Seite keinesfalls, weil dadurch der Mageninhalt aus dem Rachen nicht herausbefördert wird. Man muß, um den Handgriff lege artis auszuführen, beispielsweise die rechte Schulter des Patienten nach links hinüberziehen und die linke Schulter soweit nach rechts schieben, daß das Gesicht resp. der Mund direkt nach unten gerichtet werden kann.

Zur künstlichen Atmung.

Wenn der Arzt unausgesetzt die Respiration des narkotisierten Patienten überwacht, so wird er wohl kaum in die unangenehme Lage geraten, Wiederbelebungsversuche vornehmen zu müssen. Er vermag eben schon rechtzeitig, bei den geringsten Anzeichen oberflächlicher, verlangsamter Atembewegungen, durch Fortnahme der Maske einer eventuell drohenden Asphyxie vorzubeugen. Ist jedoch Stillstand in der Atmung eingetreten, dann soll der Anfänger nur genügend Kaltblütigkeit bewahren und nicht, wie man das mitunter beobachtet, durch überhastete, unzweckmäßige Handlungen kostbare Zeit verlieren. Er muß behend den Unterkiefer vorschieben resp. ihn erst mit der Mundsperre abhebeln, um die Zunge vorziehen, wie den vielleicht im Rachen angesammelten Speichel auswischen zu können und sofort mit der künstlichen Atmung beginnen. Hierbei kommt es, ohne auf Einzelheiten einzugehen, vor allem darauf an, daß man die Bewegungen rhythmisch in nicht zu beschleunigtem Tempo ausführt und den Brustkorb des Patienten ad maximum sowohl ausdehnt als komprimiert, damit die Lungen möglichst gründlich durchlüftet werden.

B. Zu den Aufgaben des in der Wunde behilflichen Assistenten.

Das Reinigen der Hände und des Operationsfeldes, wie das Sterilbleiben während des Assistierens in der Wunde, will ich übergehen. Es beruht das Erlernen der Asepsis ja fast nur auf praktischer Erfahrung, und da die betreffenden Grundprinzipien der heutigen Generation gleichsam schon in Fleisch und Blut übergegangen sind, so wird die Handhabung der Aseptik erfreulicherweise in sehr kurzer Zeit sicher beherrscht. (Diesbezügliche Angaben siehe „Leitfaden".)

Das Assistieren selbst scheint jedoch im Vergleich zur konsequenten Durchführung der Aseptik eine viel größere Kunst zu sein, die nur durch längeres Üben erlernt und weiter ausgebildet werden kann. Vollkommenheit darin hat erst der erreicht, der mit dem Operateur zugleich das Nötige sieht, richtig erfaßt und dann ohne direkte Aufforderung schnell zweckentsprechend einzugreifen versteht. Alles hierzu Erforderliche schriftlich darlegen zu wollen, wäre ein Vermessen, nur die Grundrisse lassen sich aufzeichnen, nach denen der Anfänger sich beim Assistieren zu richten hätte.

Das Tupfen.

Beim Arbeiten in der Wunde ist es von außerordentlicher Wichtigkeit, stets ein klares, übersichtliches Operationsfeld vor sich zu haben. Es gehört daher zu einer von den Hauptaufgaben des Assistenten, das Blut gut und schnell abzutupfen. Die hierbei anzuwendenden Bewegungen sind einmal abwischende und dann, wie die Bezeichnung „tupfen" schon besagt, tupfende, wobei das Drücken, Komprimieren die Hauptsache bleibt. Letztere Art, die Wunde zu reinigen, wäre speziell nach dem Anlegen von Ligaturen angezeigt, damit dieselben nicht gelockert oder gar mit fort gewischt werden.

Für gewöhnlich begeht beim Tupfen der Anfänger den Fehler, die Wundfläche mit der ganzen Hand zu verdecken, während er die Gaze mit mehr ausgestreckten Fingern halten sollte, um auf diese Weise den Handrücken dem Operateur möglichst unsichtbar zu machen. Ferner ist er in seinen Bewegungen oft auch viel zu langsam, denn gerade beim Fassen der spritzenden Gefäße muß er schnell tupfen und außerdem noch den rechten Moment (meist die Zwischenzeit, wo der Operateur nach der Klemme greift) abpassen. Nicht selten sind die Chirurgen hierbei etwas zu anspruchsvoll, und dennoch sollte dem Assistenten der Zuruf „abtupfen" stets wie ein Vorwurf, etwas verabsäumt zu haben, klingen.

Beginnt die Operation, so hat also der Assistent zunächst nur die Aufgabe, das Blut schleunigst abzutupfen, damit der Operateur in einem Tempo Haut und Unterhautfettgewebe durchtrennen kann und nicht unnütz Zeit verliert, indem er selbst die Wunde abwischen muß. Während des Abklemmens der Gefäße wird der Assistent bei längeren Schnitten zweckmäßig die eine Wundfläche mit der Linken abkomprimieren, um dem Patienten unnötigen Blutverlust zu ersparen und dadurch auch den Teil, wo gerade die Blutstillung erfolgt, leichter trocken tupfen zu können. Wie beim Hautschnitt, so auch beim Fassen, gebraucht der Operateur seine Linke meist dazu, die Haut in Spannung zu erhalten resp. die Wundränder auseinander zu ziehen, da auf diese Weise sich die blutenden Stellen besser übersehen lassen. Auch hierbei kann der Assistent behilflich sein, indem er vielleicht einen Haken einsetzt, mit einer Pinzette die Haut aufhebt usw.

Ist die Blutung in der Hauptsache gestillt, so faßt der Assistent, wenn möglich, gleichfalls die noch vorhandenen Blutpunkte ab. Für das Abnehmen von Arbeit wird der Chirurg dem zuverlässigen Gehilfen immer dankbar sein, denn eine Abkürzung der Operationsdauer bleibt namentlich beim Anwenden eines Narkotikums ein großer Gewinn für den Patienten.

Das Anlegen der Gefäßklemmen.

Die Blutstillung muß sehr exakt besorgt werden; je trockener die Wunde ist, um so übersichtlicher die Operation, um so eher die Heilung per primam intentionem.

Gut und sicher faßt man das blutende Gefäß nur, wenn man die Klemme mehrweniger parallel zu seiner Schnittfläche anlegt. Das Packen großer Gefäße entsprechend ihrer Längsachse ist nicht richtig, und bei kleinen schon aus dem Grunde nicht anzuraten, weil die Ligatur sich dann schwerer anlegen läßt und infolgedessen auch eher abrutscht. Damit der abgebundene Stumpf nicht zu groß ausfalle und weniger von ihm der Nekrose unterliege, muß ein Mitfassen des umliegenden Gewebes tunlichst vermieden werden. Bei den ganz oberflächlich verlaufenden Gefäßen gerät öfters auch die Haut mit in die Klemme, was später beim Unterbinden sehr störend sein kann. Man achte deshalb schon rechtzeitig, also bereits beim

Packen der Blutpunkte, auf diese Möglichkeit und fasse nötigenfalls sofort um.

Das Anlegen von Ligaturen.

Einem erfahrenen Assistenten wird der Operateur gern das Unterbinden der Gefäße anvertrauen, dem ganz jungen dagegen lieber das Abhebeln der Klemmen, weil eben gerade das Umlegen des Fadens und Zuziehen der Schlinge eine größere Routine erfordert.

Wenn also der Assistent das Abhebeln besorgen soll, so muß er, um die Gefäßklemme in die richtige Lage zu bringen, zunächst den Griff etwas in die Höhe heben, damit der Operateur unterhalb des Schaftes das eine Ende des Ligaturfadens der linken Hand übergeben und um das abgefaßte Gefäß legen kann, und dann erst denselben soweit nach unten senken, bis die Spitze der Klemme das Gefäß genügend hervorgezogen hat. Mit einer Hand allein ausgeführt, geschieht das in folgender Weise: Daumen und Mittelfinger fassen in die ringförmigen Griffenden und dicht vor ihnen umschlingt der Index von unten her den Schaft. Während nun letzterer Finger nach oben drängt, drücken die beiden anderen nach unten, wodurch die Spitze mit dem Gefäß abgehoben wird. Bei schwierigen Unterbindungen benutzt man als Hebel besser den Zeigefinger der linken Hand, wobei eine Figur entsteht, die dem Buchstaben Ypsilon (y) sehr ähnlich sieht. Zu stark vorziehen darf man das Instrument nicht, da es sonst abgleitet; und dann das spritzende Gefäß in der Tiefe zu packen, bietet — ganz abgesehen von dem damit verbundenen Blut- und Zeitverluste — öfters große Schwierigkeiten.

Hat nun der Assistent die Klemmen in die erforderliche Lage gebracht, so schlägt der Operateur den Knoten und zieht die Schlinge zu. Für gewöhnlich gelingt die Ligatur anstandslos — d. h. die Spitze des Instrumentes wird nicht mit unterbunden; hat jedoch der Assistent schlecht abgehebelt oder ist das Gewebe straff, nicht nachgiebig genug bzw. zu viel en masse gepackt, wie es in der Tiefe meist geschieht, so gleitet der Knoten nicht ohne Nachhilfe unter die Spitze der Gefäßklemme. Meist wendet der Operateur in solchen Fällen selbst den nötigen Handgriff an, oder es hält der Assistent als Leit- und Gleitmittel ein Instrument z. B. die geschlossene Cooper'sche Schere in querer Richtung dicht unterhalb der Klemmenspitze vor. In der Tiefe und bei engen Raumverhältnissen ist das jedoch nicht durchführbar, und der Assistent kann zweckmäßig seinen linken Zeigefinger dazu benutzen: mit ihm drückt er entweder den Faden in die richtige Lage, oder stemmt das Nagelende gegen die Spitze des Instrumentes, damit beim Zuziehen die Schlinge über den Nagel rutsche. Im Moment des Unterbindens läßt der Assistent zweckmäßig mit dem Heraushebeln soweit nach, daß die Spannung der Gewebsteile aufhört und die Schlinge noch fester zugezogen werden kann. In schwierigen Fällen, namentlich wenn die spritzende Stelle breit gefaßt ist, empfiehlt es sich, daß man während des Zuziehens die Gefäßklemmen ein wenig lüftet, jedoch sehr vorsichtig, (um nicht einen Teil des Gewebes aus der Ligatur herausschlüpfen zu lassen), sie vielleicht nochmals schließt und erst dann entfernt, nachdem auch schon der zweite Knoten geknüpft worden ist. Schon deshalb dürfte es in vielen Fällen ratsam sein, mit dem Abnehmen der Klemmen bis zum endgültigen Ligaturenschluß zu warten, weil man dadurch dem Hineingeraten eines Stumpfteiles zwischen beide Knoten vorbeugt und somit ein Lockerwerden der Ligatur eher verhindert. Nicht unwesentlich ist es auch, beim Abhebeln die Klemme in derselben Richtung zu halten, in der sie angelegt war, sonst dreht man das abgequetschte Gewebe um seine Achse und erschwert dadurch das Unterbinden. Sache des Assistenten ist auch das Entfernen der Fadenenden; er muß deshalb schon vorzeitig die Cooper'sche Schere in der rechten Hand bereit halten, nachdem er die Gefäßklemmen in die linke genommen hat. Mit dieser letzteren besorgt er dann das Halten, Öffnen und Abnehmen der Klemme, faßt die Ligaturenenden und spannt die Fäden ohne Zug an, um sie darauf mit der Schere abzuschneiden. Beim Gebrauch von Katgut sollen die Enden ein wenig länger gelassen werden, da sich der Knoten leichter lockert und aufgeht; beim Verwenden von Seide sind sie dagegen kurz, also näher am Knoten zu durchschneiden. Um beim Abschätzen die richtige Entfernung hierbei zu treffen, muß man demnach die Schere mit der anderen Hand unterstützen, nicht aber frei schwebend halten, oder aber, von einer Hand allein ausgeführt, die Schere mit dem Daumen und vierten resp. dritten Finger fassen, während der Zeigefinger sie fixiert. Für diese letztere Methode eignet sich besonders die Kocher'sche Schere, deren kurzer Griff für den Daumen und der lange für den fünften Finger bestimmt ist. Hat der Assistent eine zitternde Hand, so wird er wohl am sichersten so vorgehen, wie es Axhausen in seinen „Operationsübungen" beschreibt. Man faßt beide Enden zwischen Daumen und Zeigefinger der linken

Hand, schiebt den Mittelfinger bis zur Unterbindungsstelle vor, stützt die Schere auf seiner Kuppe und durchschneidet die Fäden dann zwischen Knoten und Fingerspitze.

Wechseln beim Anlegen der Ligaturen Operateur und Assistent die Rollen, so soll letzterer sich merken, daß bei größeren und mittleren Gefäßen immer zwei chirurgische Knoten zu schlagen sind; bei kleineren genügen ein chirurgischer und darüber ein einfacher und bei ganz minimalen je zwei einfache, am besten Schifferknoten. Sehr wichtig ist dabei, die anzuwendende Kraft richtig zu bemessen. Beim Anfänger reißt immerfort der Faden, und da heißt es gewöhnlich, die Seide sei schlecht oder morsch, habe zulange gekocht usw. In Wahrheit liegt jedoch die Schuld meistenteils am Assistenten selbst: er hat es eben noch nicht erlernt, das richtige Maß von Kraftaufwand einzuhalten. Ferner dürfen die Fäden auch nicht plötzlich und unvermittelt hastig angezogen werden; sondern der Zug soll, wenn auch innerhalb ganz kurzer Zeitdauer, allmählich und niemals ruckweise erfolgen. Außerdem verstellen noch vor der Bildung des zweiten Knotens manche oft die Fäden, so daß sie sich umeinander drehen, was eine weitere Ursache für eine zu starke Reibung bzw. für das Reißen der Fäden abgibt. Ist die Ligatur zu lose geraten, so gleitet sie ab, und bleibt das blutende Gefäß unbemerkt, dann kommt es wohl meist zur Hämatombildung; ist das Gefäß wiederum zu fest unterbunden, so verfällt zuviel Gewebe der Einschmelzung, wodurch eventuell Eiterung entsteht. Werden die beiden Fadenenden beim Zuziehen des zweiten Knotens (wenn also, wie es viele tun, die Klemme bereits abgenommen worden ist) nicht in direkt entgegengesetzter Richtung, also in einer geraden Linie, sondern in winkeliger Stellung zueinander angespannt, so rutscht die Ligatur ab resp. reißt den abgebundenen Gewebskegel — besonders häufig am Muskel (Axhausen) — ab. Beim Unterbinden halte man deshalb die Fäden möglichst nahe am Knoten zwischen Daumen und Zeigefinger, und zwar so, daß ersterer von oben darauf drücke. In der Tiefe der Wunde dagegen gelingt das Ligieren in umgekehrter Fingerstellung besser, weil sich der Index leicht bis zur Schlinge vorschieben läßt, um dann dem Zuge die entsprechende jeweilige (gerad gerichtete) Direktion zu geben.

Ist es nicht möglich, den Faden unterhalb der Klemme zuzubinden, oder gleitet die Schlinge beständig vor die Spitze, so verliere man mit weiteren Versuchen nicht unnütz Zeit, sondern lege eine Umstechungsnaht an, die den Faden an Ort und Stelle fast immer sicher fixiert und das Ligieren ungemein erleichtert, wie z. B. bei Verletzungen der Kopfschwarte.

Erweist sich der Ligaturstumpf als zu lang, so kürze man ihn ein wenig und mache, um die Fadenschlinge nicht mit abzuziehen, beim Tupfen, wie bereits bemerkt, nur abdrückende, nicht aber wischende Bewegungen.

Bei der Methode, einzelne Fäden (von etwa 20—25 cm Länge) zu gebrauchen, geht verhältnismäßig viel Material auf; ist daher Sparsamkeit geboten, so empfiehlt es sich, die sog. Perthes'schen Glasrollen resp. Kapseln (Zentralbl. f. Chir. 1917, Nr. 29) anzuwenden, oder nach dem Verfahren von Mayo vorzugehen, wie es Böhler im Zentralbl. f. Chir. 1918, Nr. 2 beschrieben hat.

Das eine Ende des 30—40 cm langen Fadens armiert man mit einer Klemme, schlägt dicht daran den Faden um das abgeklemmte Gefäßende, setzt, nachdem man den Knoten gebildet, die Klemme $\frac{1}{2}$ cm von der Ligatur entfernt an das andere Fadenstück und schneidet zwischen Knoten und Klemme durch, worauf man dann sofort wieder unterbinden kann.

Das Arbeiten mit Pinzetten.

Beim Durchtrennen der Haut zwischen zwei Pinzetten hält der Assistent die ihm zukommende mit der linken Hand etwa so, wie man den Federstiel faßt, nicht aber wie das Tischmesser beim Schneiden, und gebraucht die rechte zum Abtupfen. Täte er es umgekehrt, so würde er dem Operateur beim Entfernen des Blutes mit der Linken sehr im Wege sein. Kann er die Pinzette nicht frei ruhig halten, so stütze er den fünften Finger auf die Unterlage und fasse dann in derselben Weise wie der Operateur — nach ihm — die Haut, um sie erst loszulassen, wenn dieser weiter greift.

Hierbei sind einige durchaus nicht nebensächliche Vorschriften einzuhalten: Die Pinzetten müssen auf beiden Seiten immer gleich weit von der Schnittlinie wie von den beiden Wundwinkeln angesetzt und mit entsprechender Zugkraft gehalten werden, damit sich die Haut auf der einen wie anderen Seite gleichmäßig hoch von der Unterlage abhebe. Beim weiteren schichtweisen Vorgehen in die Tiefe gilt natürlich die nämliche Regel.

Das Halten der Haken.

Nachdem der Operateur die Haken eingesetzt hat, muß der Assistent sie in der angegebenen Stellung unverrückt und ruhig

halten, ohne dabei im Zuge nachzugeben. Ein Umstellen und Nachgreifen ist nur gestattet, falls der Assistent sicher den Intentionen
des Operateurs zuvorzukommen meint, sonst aber hat er unbedingt
zu warten, bis dieser selbst etwaige Veränderungen vornimmt, wobei
er, nur leicht den Bewegungen folgend, die Haken jedoch nicht aus
der Hand geben darf. Bei einer Blutung, die vielleicht noch unerwartet
eintritt, im Spannen nachzulassen oder gar selbst die Haken umzu-
setzen, ist natürlich nicht zulässig; dann heißt es erst recht „still
halten".

Bleibt es dem Assistenten selbst überlassen, die Haken einzusetzen
und in der erforderlichen Stellung zu fixieren, so mache er es sich
zur Regel, bei oberflächlichen Schnittwunden die Haken zunächst
nicht nur nach außen, sondern zugleich auch in der Richtung nach
oben zu ziehen, damit die Haut nicht umgeklappt werde und der
Operateur sie dann unversehens von der inneren Seite her an-
schneide.

Das Anlegen der Nähte.

Die Knopfnaht.

Wenn der Operateur den von der Schwester bereit gehaltenen,
armierten Nadelhalter in die Hand nimmt, greift der Assistent sogleich
nach dem langen Faden und hebt ihn, am Ende festhaltend, so weit
in die Höhe, daß der freihängende Teil weder die Haut noch die
Umgebung berühren kann. Nachdem ersterer dann die Nadel von
dem einen bis zu dem andern Wundrande hindurchgeführt und mit
dem Nadelhalter wieder gefaßt hat, zieht er ja, entsprechend der
Bewegung, den Faden weiter nach und damit zugleich auch das kurze
Ende leicht vor der Zeit aus dem Öhre heraus; um nun dieser Möglichkeit vorzubeugen und außerdem noch ohne Zeitverlust den Knoten
bilden zu können, packt der Assistent mit dem linken, hakenförmig
gekrümmten Zeigefinger den Faden (im Abschnitt zwischen Ausstich
und Nadelhalter), hebt ihn an, hilft durch den Zug vielleicht noch
nach, das kurze Fadenende aus dem Nadelöhr zu entfernen, und
knüpft darauf die Naht zu. Für gewöhnlich genügt ein einfacher
Doppelknoten, falls jedoch die Hautränder unter Spannung aneinander gebracht werden, so ist der chirurgische angezeigt. Gibt auch
dieser nach, so kann man nach dem Vorschlage von W. Wolf
(Zentralbl. f. Chir. 1919, Nr. 15) beim Bilden des ersten Knotens

das eine Fadenende dreimal um das andere schlagen, wodurch der Reibungswiderstand derartig zunimmt, daß ein Losgehen nicht erfolgt.

Während des Anlegens der Sutur begeht der Assistent in der ersten Zeit häufig den Fehler, daß er den Faden stramm hält und infolgedessen das kurze Ende, ehe die Nadel die Gewebsteile noch ganz durchstochen hat, herauszieht. Das Richtige ist, den Faden in leichtem Bogen schwebend zu halten bis etwa die Hälfte desselben durchgezogen worden ist und dann erst einen Widerstand zu leisten. Ebenso wie beim Bilden der Ligatur ist auch hier beim Knüpfen der Sutur darauf acht zu geben, daß die Gewebe nicht zu fest eingeschnürt werden. Ferner muß man während des Zubindens dafür Sorge tragen, daß der Knoten nicht auf die Schnittlinie, sondern mehr in die Nähe eines der Stichkanäle gerate.

Wenn bei dieser Art des Zusammenarbeitens dem Operateur die Rolle zukommt, im Moment des Knüpfens die Wundränder in der richtigen Lage zu halten, so kann der Assistent auch noch dabei behilflich sein, indem er durch rechtzeitiges Anheben der Fäden die Hautränder in die Höhe zieht. Der Operateur vermag dann die Schnittränder, namentlich bei ungleicher Dicke, leichter zu fassen und genau aneinander zu fügen.

Nachdem so sämtliche Nähte angelegt worden sind, nimmt der Gehilfe die Fäden alle zusammen, spannt sie an und schneidet sie womöglich mit ein, zwei Scherenschlägen ab. Zum Schluß revidiert er noch die Schnittlinie, ob die Wundränder auch gut aneinander liegen, drückt die Luft wie etwaige Blutreste heraus und legt zu beiden Seiten der Nahtreihe je eine kleine, glatt zusammengelegte Mullserviette. Wenn eine solche Unterlage vorhanden ist, so findet man nämlich beim Abnehmen der Suturen leichter die Enden und vermeidet eher ein unbeabsichtigtes Herausziehen eventuell eingeführter Tampons.

Die fortlaufende Naht.

Beim Anlegen einer fortlaufenden Naht assistiert der Neuling gewöhnlich in der Weise, daß er den Fadenteil, der die Wundränder schon zusammenhält, ganz losläßt, um nach dem nächsten, sogleich folgenden Durchstich den Faden bis zur Anspannung wieder anziehen zu können. Hierbei müssen jedoch die vorherigen Suturreihen etwas nachgeben und trotz des Wiederanziehens undicht bleiben. Um dies zu verhindern, soll er mit beiden Händen in folgender Weise assistieren: Während die eine den Faden nach der soeben angelegten Naht kurz gefaßt stramm festhält, zieht die andere, entsprechend der aufs neue gemachten Durchstechung die Seide weiter heraus, und die erstere Hand läßt die so entstandene und immer kleiner werdende Schlinge langsam erst dann los, wenn der Faden bereits wieder gespannt ist.

Beim Assistieren ohne Handschuhe ist es selbstverständlich besser, den Faden mit Pinzetten anzufassen.

Mit der Beschreibung dieser zwei gebräuchlichsten und einfachsten Nahtmethoden will ich mich begnügen. Gewiß können dabei auch andere Handgriffe gewählt werden, welche bequemer und zweckentsprechender erscheinen mögen, — mir haben sich die beschriebenen jedenfalls als recht brauchbar erwiesen.

Das Anlegen des Verbandes.

Nach der Operation muß das Anordnen von Marly und Watte, wie Umlegen der Binde mit großer Sorgfalt vorgenommen werden. Ist der ganze Verband nicht korrekt gemacht worden, so können die zu festen Bindentouren dem Patienten Schmerzen verusachen, die zu losen eine Verschiebung der die Wunde bedeckenden Mullschichten nach sich ziehen u. dgl. m. Das Genauere siehe im Kapitel IV unter Nachbehandlung.

Kapitel III.

Zur Tätigkeit des Operateurs.

Wer in der Chirurgie ein self mademan ist und nicht das Glück gehabt hat, unter Leitung eines gewiegten Operateurs sich auszubilden, dem möge außer den kursorischen Bemerkungen betreffs einiger Eingriffe auf dem Gebiete der sog. kleinen Chirurgie, vielleicht auch der in extenso wiedergegebene Gang einzelner großer und wichtiger, meist typisch verlaufender Operationen von Interesse sein.

Kompliziertere und seltenere Eingriffe will ich nicht berücksichtigen, weil der junge Arzt sich ohnehin nicht an sie heranwagen wird, der geübtere jedoch das Nötige schon aus eigener Erfahrung selbst weiß.

Panaritien.

Damit eiterige Fingererkrankungen operativ lege artis behandelt werden, ist, außer der richtigen Indikationsstellung noch für den Verlauf wie für die spätere Funktionsfähigkeit von ausschlaggebender Bedeutung, an welcher Stelle und in welcher Ausdehnung man den Schnitt anlegt.

Über die Länge einer Phalanx hinaus soll jedenfalls die Inzision nie reichen, denn eine größere ist für den Eiterabfluß unnötig und würde nur eine die Bewegungen störende Narbe zur Folge haben. Ebenso ist es nicht gleichgültig, an welcher Stelle inzidiert wird. Um die Sehnenscheide nicht zu verletzen, muß man die Mittellinie nämlich vermeiden und sich möglichst lateralwärts von ihr halten, wenn auch die Arteria digitalis dabei angeschnitten werden sollte. Ganz an der Kuppe liegen die Verhältnisse schon anders; hier können anatomische Bedenken nicht mehr in Betracht kommen, denn die Sehnenscheide reicht distalwärts bekanntlich nur bis zur Basis des Knochens. Handelt es sich um eine Tendovaginitis, so sind nach dem Vorschlage von Klapp auf jeder Seite je drei (im ganzen demnach sechs) Einschnitte zu machen.

Abszesse.

Beim Eröffnen eines Abszesses, zum Beispiel eines Bubo, der schon vorgebuchtet ist, sollte in folgender Weise vorgegangen werden. Das Messer halte man nicht wie einen Federhalter, sondern fasse den Stiel (jedoch mit der Schneide nach oben gerichtet) so, wie etwa ein Billardqueu, und steche dann die Spitze an dem einen Rande des Abszesses genügend tief und geschwind ein, um die Messerscheide unter der Haut ebenso rasch bis zum gedachten Ende der Inzision weiter vorzuschieben. Auf diese Art läßt sich nämlich die Dauer des Eingriffes auf nur einen Moment reduzieren, der Schmerz also wesentlich verkürzen und die Hautdecke in einem Tempo gleichmäßig aufschlitzen. Diese Forderung der gleich tiefen Inzisionsöffnung auch in den Wundwinkeln ist ja für den guten Eiterabfluß und die richtig auszuführende wie schmerzlose Tamponade von nicht

zu unterschätzender Bedeutung. Bei der gewöhnlich geübten Methode
(wo die Schneide nach unten gerichtet ist) dauert dagegen der Eingriff meist länger, denn mit einem Messerzuge ist es nur selten möglich, obiger Forderung zu genügen.

Den Abszeß nach der Spaltung etwa mit einem scharfen Löffel
auszukratzen, ist als falsch zu bezeichnen. Man sorge nur durch
korrekt angelegte Schnitte, für guten Abfluß und tamponiere lege
artis, alles übrige besorgt dann schon die Natur selber.

Furunkel, Karbunkel.

Furunkel erfordern meistenteils ein nicht so aktives Vorgehen
wie gewöhnliche Hautabszesse, wo es ja heißt: ubi pus, ibi evacua.
Hier tut man oft besser, durch Anwendung von Kompressen, Kata-
plasmen und, wo es angeht, Lokalbädern die Abtrennung des nekrotischen Pfropfes abzuwarten, der sich dann leicht herausdrücken, oder,
was richtiger ist, mit einer Pinzette entfernen läßt. Oft zerfließen
auch kleinere Pfröpfe und werden von der Marly in wenigen Tagen
aufgesogen. Bei dieser konservativen Therapie hat der Patient allerdings zu Anfang etwas mehr Geduld zu entwickeln, dafür aber ist
er nach Abstoßung des nekrotischen Gewebes in kürzester Zeit vom
Verbande befreit, während er nach eventuellem Eingriff sicherlich
eine Woche länger verbunden geblieben wäre. Noch wichtiger als bei
Abszessen ist es, bei Furunkeln die Umgebung mit Salben zu be-
streichen, und zwar recht dick, um die Haut vor Infektion mit Eiter
zu schützen. Vollbäder sollten, wenn die kranken Stellen nicht
sicher abgeschlossen werden können, bis zur Ausheilung unter-
bleiben.

Sind mehrere Furunkel zu einem sog. Karbunkel vereinigt, so
ist ebenfalls nach Möglichkeit die abwartende Behandlungsweise durch-
zuführen. Hier sind Inzisionen, besonders wenn sie bis ins gesunde
Gewebe hinein gemacht werden, wegen der Gefahr einer allgemeinen
Infektion nicht so harmlos; es dürfte wohl meist das Spalten der
nekrotischen Schichten allein genügen, die Drainage in Gang zu
bringen. Wenn schon bei der Pustula maligna nach v. Bergmann,
Bramann u. a. ein Noli tangere das Richtigere ist, so müßte bei
Furunkeln und Karbunkeln, die doch ungleich weniger gefährlich
sind, um so eher ein aktives Eingreifen umgangen werden können.
Es wären also Einschnitte eventuell nur berechtigt, falls eine sehr

ausgedehnte schmerzhafte Infiltration entsteht und speziell im Gesicht bei fortschreitender Thrombophlebitis bzw. drohenden Anzeichen eines Weiterumsichgreifens derselben.

Phlegmonen.

Bei Inzisionen von Phlegmonen, wo die Haut noch infiltriert, nicht gerötet und nicht dünn genug ist, kann eine Verletzung der Gefäße, wie etwa am Halse, leichter vermieden werden, wenn man nach dem Anschneiden der Haut resp. Faszie eine geschlossene Gefäßklemme durch die Aponeurose sticht und dann durch Aufspreizen der Branchen die Öffnung vergrößert. Diese Manipulation ist etwas rüde, schützt aber ziemlich sicher vor Blutungen und bewahrt den Patienten vor weiteren Schmerzen, die bei scharfem Vorgehen durch das Packen tiefer liegender Gefäße unbedingt entstehen würden. Sollte nun der so auf stumpfe Weise geschaffene Spalt noch zu klein geraten sein, so schiebe man in der Richtung zu den Wundwinkeln hin eine Schere vor, hebe das dazwischen genommene Gewebe bis zur Spannung auf und durchtrenne es je nach Bedarf und entsprechend den jeweiligen anatomischen Verhältnissen: in der Regio submaxillaris mehr nach vorn als nach hinten; in der Regio parotidea oben horizontal, nach unten hin mehr schräg; im Trigonum Scarpae mehr nach außen als nach innen usw.

Bei Eiteransammlungen im kleinen Becken ist es ebenfalls viel leichter, die Entleerung auf stumpfem Wege per rectum resp. vaginam vorzunehmen, und gelingt es dabei gefahrlos, um die Scylla und Charybdis, um die Gefäße und Eingeweide zu kommen.

Was die Inzisionen bei ausgedehnten phlegmonösen Prozessen betrifft, so dürfen sie weder zu kurz noch zu lang bemessen werden. Am Vorderarm wäre es z. B. ein grober Fehler, den Schnitt von einem Gelenk bis zum anderen zu führen. Die Heilung würde zuviel Zeit in Anspruch nehmen und die tiefe große Narbe, außer der Verunstaltung, meist noch irreparable funktionelle Störungen nach sich ziehen. Mehrere Einschnitte, die voneinander durch genügend breite Hautbrücken getrennt sind, leisten für den Eiterabfluß dasselbe, können dem Patienten für die Zukunft keinen Schaden anrichten und ermöglichen eine viel schnellere Heilung.

Die Stelle, an der die Inzision gemacht werden soll, und die zu wählende Richtungslinie sind natürlich die Hauptsache und bilden

für den Arzt sozusagen den wunden Punkt beim ganzen Eingriff.
Hierbei hat man sowohl auf die Topographie Rücksicht zu nehmen,
als auch für den bestmöglichsten Eiterabfluß zu sorgen, damit keine
Retention eintrete und noch etwaige Nachoperationen sich als nötig
erwiesen. Es gilt also gründlich überlegen und dann erst handeln.
Sehr lehrreich bleiben immer solche Fälle, wo die Natur schon selbst
den Durchbruch besorgt und damit die besten Stellen für die Inzisionen vorgezeichnet hat.

Unguis incarnatus.

Beim Unguis incarnatus hallucis wird gewöhnlich nur der Nagel
entfernt. Eine endgültige Befreiung von dem unangenehmen Leiden
bringt dieser Eingriff aber nicht und muß immerfort wiederholt werden.
Es verdient daher mehr Beachtung die schon in den sechziger Jahren
des vorigen Jahrhunderts von Adelmann empfohlene Methode,
nach der sich fast stets ein radikaler Erfolg erzielen läßt.

Der Eingriff besteht in folgendem: Man sticht ein Messer — ein
Bistouri ist nicht einmal erforderlich — mit der Schneide distalwärts (also zur Zehenkuppe gekehrt) dicht am Nagelrande möglichst
proximalwärts senkrecht durch den Wulst soweit vor, bis die Messer-
spitze auf der Plantarseite heraustritt, löst ihn in seiner ganzen Länge
ab und durchschneidet ihn schließlich an der Basis. Der so entstandene
Hautdefekt hat etwa die Form eines Halbmondes. Zu beachten ist
nur, daß nicht zu wenig fortgenommen werde; je mehr also auf der
Wundfläche Fettgewebe prävaliert, um so günstiger das Endresultat.
Den ganzen Nagel oder nur die entsprechende Hälfte hierbei mit-
zuentfernen, ist nicht unbedingt nötig. In etwa zwei, spätestens
drei Wochen hat sich dann eine feste Narbe gebildet, die eine erneute
Wulstbildung und damit ein Wiedereinwachsen des Nagels so ziemlich sicher ausschließt.

Rehn in Frankfurt empfiehlt statt der Operation die Behandlung mit Liquor sesquichlorati, doch habe ich damit keine zuverlässigen Resultate erzielt.

Die Veneninjektion.

Um eine Injektion in die Vene zu machen, sollte man die Haut
nur dann inzidieren, wenn der Panniculus adiposus so stark entwickelt ist, daß die Gefäße nicht sichtbar resp. palpabel sind. In

allen anderen Fällen kommt man ohne Einschnitt sicherlich durch, falls man nur davon Abstand nehmen wollte, mit der Nadel Haut und Gefäßwand zugleich mit einem Ruck zu durchstechen. Der Trick, sozusagen, besteht eben darin, die Haut zunächst in einer kleinen Falte aufzuheben, die Nadel bis ins Unterhautzellgewebe vorzuschieben und dann erst, nachdem die angestaute Vene zwischen Daumen und Zeigefinger fixiert worden ist, die Gefäßwand zu durchbohren. Auf diese Weise (falls eben die Injektionsnadel nicht in einem Tempo bis ins Gefäßlumen eingeführt wird) kann ein Ausweichen und Verschieben der Vene so gut wie gar nicht vorkommen.

Zum Stauen bedient man sich am einfachsten eines Stückchens Gazebinde; führt eine Verbandschere derart zwischen Haut und Bindentouren, daß die kürzere Branche außerhalb bleibt, und läßt die Schere von einem Gehilfen in der richtigen Stellung zum Durchschneiden bereit halten. Ist der Einstich gemacht und zeigt sich der erste Blutstropfen, so kann auf diese Weise die Stauung sogleich aufgehoben werden, ohne dabei die geringste Armbewegung und Verschiebung der Haut hervorzurufen.

Die Infusion.

Eine Infusion von physiologischer Kochsalzlösung sollte an der lateralen Oberschenkelseite, wie allgemein üblich, nur im äußersten Falle vorgenommen werden, weil sie dem Patienten nachhaltige Schmerzen verursacht. Viel zweckentsprechender und keineswegs gefährlich sind Infusionen in die Bauchregion, die Thoraxseite (dicht unterhalb der Achselhöhle) und ins Bindegewebe hinter der Brustdrüse. Die von Amerika aus empfohlene Methode, dicht oberhalb der Symphyse die Nadel ins Cavum Retzii einzuführen, dürfte, obwohl die Resorption der Flüssigkeit von dort aus schnell erfolgt, wegen der eventuellen Nebenverletzungen nicht ratsam sein.

Die Transplantation.

Die Bildung von Hautläppchen für die Transplantation nach Thiersch bereitet manchem Anfänger große Schwierigkeiten: entweder schneidet er die Stückchen zu dick oder zu dünn oder nicht so lang, als er es beabsichtigt hat.

Ein Rasiermesser hierbei anzuwenden, ist gar nicht nötig; mit einem etwas längeren scharfen Skalpell läßt sich ganz ebenso gut arbeiten. Die Hauptsache bleibt immer, daß die Haut genügend stark gespannt und vor allem das Messer richtig geführt werde. Zum Reinigen der Haut benutze man keinen Alkohol, sondern nur Wasser oder indifferente Lösungen, damit die Epithelzellen in ihrer Lebensfähigkeit nicht geschädigt werden könnten.

Beim Schneiden hilft nun der Assistent in der Weise, daß er, sagen wir, am rechten Oberschenkel mit der Linken (mit Daumen und Daumenballen) an der inneren Seite, mit der Rechten an der äußeren die Haut kräftig nach unten drückt und so den dazwischen befindlichen Abschnitt möglichst gleichmäßig glatt spannt. In der Längsaxe des Gliedes führt der Operateur selbst den Zug aus, indem er mit der linken Hand die Kutis nach oben, also zur Inguinalbeuge hin, verschiebt, oder aber sie zwischen Daumen und Mittelfinger ausdehnt. Das Messer setzt er dann dicht vor der linken Hand mit der Schneide zu sich gekehrt so auf die Haut, daß die untere Seite fast ganz plan auf ihr liegt, drückt etwas fester auf und macht kurze sägende Bewegungen, wobei er das Skalpell beim ruckweisen Hin- und Herziehen jedesmal nur um wenige Millimeter vorschiebt. Infolgedessen bleibt das abgetrennte Hautstück in der richtigen Lage und ist beim Weiterschneiden nicht im Wege, so daß der ganze Lappen ad libitum lang gebildet werden kann.

Das Extrahieren von Zähnen.

Obwohl der Chirurg heutzutage nur selten Zähne entfernt, muß er doch mit der Technik des Ziehens sehr genau vertraut sein, da er ja fast ausschließlich mit schwierigen Extraktionen zu tun hat. Gelingt es nämlich dem Dentisten nicht, einen Zahn resp. dessen Wurzel zu heben, oder hat er mit dem geschärften Blick eines Spezialisten den Zahn als einen schwer zu extrahierenden erkannt, so überweist er den Patienten meist dem Chirurgen, indem er eine Narkose für erforderlich erklärt oder andere Gründe angibt.

Solch ein Vertrauensvotum muß der junge Chirurg dann stets mit der genügenden Reserve aufnehmen und den zugeschickten Fall eher als eine Art Danaergeschenk ansehen, denn so klein und leicht die Operation im allgemeinen auch ist, so außerordentlich schwierig und unerwünscht kann sie mitunter dem Arzte werden. Jedenfalls ist es sehr angebracht, auch in scheinbar nicht komplizierten Fällen, immer den Kranken auf die Möglichkeit aufmerksam zu machen,

daß der Zahn abbrechen, nicht beim ersten Versuche zu extrahieren
sein könnte usw. Auf den Wunsch des Patienten, die Extraktion
unter Narkose vorzunehmen, gehe man nur ja nicht zu voreilig ein.
Anerkannt schwer zu ziehende Zähne, wie die Praemolares und
Molares I et II des Unterkiefers, sollte man meines Erachtens nach
nicht in Narkose extrahieren. Gelingt mal ein solcher Eingriff leicht,
so lag eben kein schwerer Fall vor, und war demnach die Narkose
nicht indiziert. Erweist sich das Entfernen jedoch als sehr mühevoll,
so dauert die Narkose lang, ist naturgemäß sehr schwer zu leiten
und durch das Verschlucken von Blut und Speichel auch gefährlich.
Ja, nicht zu den Seltenheiten gehört es, daß die Operation abgebrochen werden muß, weil es nicht gelingt, alle Wurzeln zu entfernen. Beim Anwenden eines Anästhetikums, wie Novokain mit
einem Zusatz von Adrenalin dagegen gestaltet sich ein derartiger
Eingriff unvergleichlich leichter und ermöglicht eher eine vollständige
und meist auch schmerzlose Entfernung des kranken Zahnes. Wer
also die Lokalanästhesie richtig zu gebrauchen versteht, dürfte nur
selten in die Lage kommen, beim Heben von Zähnen, besonders wenn
es sich um schwierige Extraktionen handelt, nach der Allgemein-
narkose zu greifen.

Betreffs der Indikation zum Entfernen von Zähnen will ich nur
eine Frage berühren. Sehr verbreitet ist nämlich die Ansicht, daß
beim sog. Fluß der schadhafte Zahn, erst nachdem der Abszeß sich
gebildet und der Eiter sich entleert hat, gehoben werden darf. Falls
der Zahn überhaupt nicht mehr zu erhalten sein sollte, kann man
jedoch ohne weiteres bei einer eiterigen Periostitis die Extraktion
vornehmen und damit sogar eine eventuelle Inzision der Parulis
umgehen, weil dann der Eiter sich durch die Zahnlücke den Weg
nach außen bahnt. Es ist demnach das frühzeitige Entfernen des
nicht mehr zu plombierenden kariösen Zahnes durchaus rationell
und hat, da die Lokalanästhesie in solchen Fällen nicht angebracht
ist, nur den Nachteil, sehr schmerzhaft zu sein. Hier wäre, falls
der Patient den Mund genügend weit öffnen kann und der Zahn
gelockert, leicht zu fassen ist, ein kurzer Ätherrausch sehr am Platz.

Über die Technik des Ziehens ist folgendes besonders zu erwähnen:

1. Die Zange soll den Hals des Zahnes möglichst tief, nahe der
Wurzel, fassen. Es müssen daher beim Ansetzen die Branchen mit
gehöriger Kraft vorgeschoben werden (als ob sie in den Kiefer tief

hineingebohrt werden sollten), damit beim Ziehen die Krone nicht abbreche. Handelt es sich ums Heben von Milchzähnen, so darf selbstverständlich der Kraftaufwand nur ein geringer sein.

2. Das Halten des Kopfes hat der Operateur selbst zu besorgen. Er wird also beim Extrahieren auf der linken Kieferseite den linken Arm um den Kopf des Patienten legen, ihn zwischen Brust und Oberarm festhalten, die Lippe bzw. Wange abziehen, um die Zange genau ansetzen zu können und dann während des Hineindrückens der Branchen und Hebelns den Kopf fixieren, resp. den Unterkiefer mit der Hand unterstützen. Will der Operateur auf der rechten Seite einen Zahn entfernen, so muß er mit der Linken zunächst beim Einsetzen der Zange die Wange abheben, dann erst kann er den Kopf umgreifen, um dem Druck und Zuge den erforderlichen Widerstand zu bieten.

Einem Gehilfen sollte der Operateur das Halten des Kopfes nicht übergeben, weil er sonst den Patienten nicht in seiner Gewalt hat und somit die Zange nicht sicher führen kann.

3. Nur bei ganz losen und leicht zu fassenden Zähnen gelingt es, die Extraktion rasch auszuführen. In schwierigen Fällen nimmt der Eingriff mehr Zeit in Anspruch. Man muß eben vorsichtig die Zange ansetzen, allmählich die Wurzeln lockern und nicht zu schnell die hebelnden Bewegungen ausführen, bis man schließlich den Zahn herausluxieren kann. Ein eiliges Vorgehen ist zu riskant, denn es können dabei die verschiedensten Zufälle vorkommen: wie Abgleiten der Zange bis tief ins Zahnfleisch hinein, Lockerung oder selbst Extraktion des Nebenzahnes, Abbrechen der Krone resp. Wurzeln und Fraktur des Kiefers.

Zur Behandlung der Frakturen.

Wenn ein unkomplizierter Knochenbruch schlecht verheilt, so läßt sich in der Majorität der Fälle die Ursache wohl auf eine nicht korrekte Behandlungsweise zurückführen. Es ist deshalb viel mehr Gewicht darauf zu legen, daß beim Kurieren von Frakturen die anatomisch-physiologischen Verhältnisse genau berücksichtigt werden, um einer Deformitätsbildung vorzubeugen oder wenigstens eine solche soweit einzuschränken, daß die Patienten keine Verunstaltung und funktionellen Störungen nachbehalten.

Als Grundforderung gilt nämlich: Das periphere Fragment soll durch entsprechende Lagerung vom Zuge der an ihm inserierenden

Muskeln befreit, dem gleichfalls verlagerten zentralen Fragmente möglichst entgegengeführt werden und in der richtigen Stellung bis zur genügend festen Konsolidation auch erhalten bleiben. Das letztere wird jedoch nur dann erreicht, wenn beim immobilisierenden Verbande distal- wie proximalwärts von der Frakturstelle je zwei Gelenke mitfixiert sind (damit auch sicher die Rotationsbewegungen ausgeschaltet werden). Von dieser Regel läßt sich in gewissen Fällen eine Ausnahme insofern machen, als man 1. bei einfachen Bruchformen zentralwärts nur ein Gelenk, also das zunächst gelegene, allein festlegt, und 2. am Vorderarm resp. Unterschenkel, falls nur ein Knochen nahe dem peripheren Ende frakturiert ist, beim Verbinden die zentralwärts gelegenen Gelenke überhaupt frei läßt.

In diesen wenigen Worten liegt das ganze Geheimnis einer kunstgerechten Therapie. Und wer nach solchen Grundsätzen vorgeht, dürfte bei der Wahl einer der verschiedenen Behandlungsmethoden wohl stets den richtigen Weg einschlagen.

Schon Middeldorpf hat mit seinem Triangel, der von Hacker, Klapp u. a. verbessert worden ist, für Humerusfrakturen die naturgemäße Behandlungsweise eingeleitet, und Bardenheuer vermittels der Extension, sowie Zuppinger durch die Anwendung der schiefen Ebene haben das jetzt gebräuchliche Verfahren weiter ausgearbeitet und verallgemeinert. Wer sonst noch Vorschläge gemacht hat, konnte nur Modifikationen liefern, die alle auf den Fundamentalarbeiten eines Bardenheuer und Zuppinger fußen und demnach wesentlich nichts Neues bieten.

Trotz der angegebenen Richtungslinien bleiben aber dennoch gewisse Frakturen mehr oder weniger eine Crux medicorum, wie z. B. der Oberschenkelbruch im unteren Drittel und die Klavikularfraktur. Leider gehört in diese Gruppe auch die Fractura radii in loco classico hinein, wenngleich das Verhindern einer Difformitätsbildung keine Schwierigkeiten bereitet. Und da bekanntlich die Fractura radii male sanata sehr in die Augen fallend ist, vor allem aber den Betroffenen bei den Bewegungen oft recht stört und äußerst unangenehme, längere Zeit sich hinziehende oder überhaupt nicht weichen wollende Schmerzen verursacht, so möchte ich hier an der Hand einer Schiene, die mir seit etwa 15 Jahre gute Dienste leistet, das Behandlungsprinzip kurz beschreiben.

Um die nicht selten undeutlich hervortretende Dislokation bei einem Radiusbruch in loco classico (Verwechslung mit Kontusion oder gar Luxation im Handgelenk) beseitigen zu können, muß man meistenteils die ineinander eingekeilten Fragmente erst frei machen und dann das periphere Ende aus der Adduktions-, Extensions- und Supinationsstellung dem zentralen zuführen, also dementsprechend in Abduktion, Flexion und Pronation bringen. Sind dann beide Knochenteile unter Vergleich mit der gesunden Seite in normaler Lage fixiert, so wird der Verband angelegt, wohl am besten mittels einer Schiene, die sich der Retentionsstellung, namentlich der Flexion, deren Ausgiebigkeit individuell ja sehr verschieden ist, genau an-passen läßt. Diesem Zweck entspricht vor allem die aus Gipsbinden hergestellte Dorsalschiene. Ein solcher Verband nimmt aber relativ viel Zeit in Anspruch und kann, falls eine Veränderung der Stellung im Handgelenk erforderlich resp. erwünscht ist, nicht mehr gebraucht werden. Diesen beiden Nachteilen soll nun eine Eisenschiene, die folgendermaßen hergestellt wird, abhelfen. Ein etwa $1-1^1/_2$ mm dickes, $4-4^1/_2$ cm breites und 50 cm langes Eisenband wird in der Entfernung von etwa 12 cm von dem einen Ende keilförmig aus-geschnitten und seitwärts in einem Winkel von 35° abgebogen (vom Schmied). Diese winkelige Ablenkung ist für die Abduktionsstellung berechnet und paßt so ziemlich für jeden Fall von typischer Radius-fraktur in loco classico. Die erforderliche Flexions- und Pronations-stellung läßt sich der Schiene durch Zurechtbiegen resp. -Drehen verleihen, und (im Gegensatz zur Gipsschiene), wie schon hervor-gehoben, auch jederzeit verändern. Anwendbar ist sie bei Brüchen sowohl am rechten als am linken Arm; der ganze Verband nimmt höchstens 5 Minuten in Anspruch und gibt bei isolierten Radius-brüchen stets zuverlässig gute Resultate. Ist jedoch der Processus styloideus ulnae oder auch nur das Ligamentum laterale abgerissen, so genügt diese Eisenschiene nicht, um die Adduktionsablenkung vollständig zu beseitigen.

Zur Behandlung komplizierter Verletzungen.

Namentlich bei komplizierten Gliedmaßenverletzungen ist es ge-boten, mit dem aktiven Vorgehen sehr zurückhaltend zu sein, wenn der Unfall sich eben erst zugetragen hat. Ein operativer Eingriff kann nämlich, so lange die Schockerscheinungen noch nicht über-wunden sind, direkt den Tod herbeiführen, oder wenigstens für das Leben des Patienten außerordentlich gefährlich werden. Ferner ist es im ersten Moment nicht immer möglich, eine richtige Entscheidung zu fällen, während bei expektativer Behandlung oft schon nach kurzer Zeit die Beurteilung des Falles eine ganz präzise sein kann, so daß eine eventuelle Operation dann viel kleiner und weniger verstümmelnd sein würde. In frischen Fällen wird man also wohl meist am richtigsten handeln, wenn man sich darauf beschränkt, nur das Allernotwendigste zu tun: die Wunde von Schmutz, Kleiderfetzen, Haaren usw. zu reinigen, die erforderlichen Gefäßunterbindungen vorzunehmen, Tampons, Drains einzuführen und die Extremität, nachdem sie in eine Schiene gelegt worden ist, zu verbinden. Hierauf muß vor allem das Herz angeregt, Flüssigkeit zugeführt, für Wärme gesorgt werden u. dgl. m., damit der Verunglückte leichter den Schock überstehen könne.

Handelt es sich um Verletzungen geringeren Grades, wo nur Sehnen und Muskeln durchschnitten sind, so wird man selbstverständlich die erforderlichen Nähte sogleich anlegen können. Die Hautwunde vollständig zu verschließen, ist jedoch nicht empfehlenswert; der leicht eintretenden Eiterung wegen bleibt es immer sicherer, in den unteren Wundwinkel einen wenn auch oberflächlichen Tampon einzuführen.

Kommt der Verletzte erst einige Zeit nach dem Unfall in Behandlung, so muß man dementsprechend andere, mehr in den Vordergrund tretende, Gesichtspunkte genauer berücksichtigen, von denen im Abschnitt über die Nachbehandlung die Rede sein wird.

Die Appendektomie à froid.

Bei der Appendizitisoperation ist als Normalverfahren die sog. Zickzack- oder Wechselschnittmethode anerkannt, und soll daher auch diese in Nachstehendem allein berücksichtigt werden.

Der Hautschnitt muß nicht zu weit von der Spina anterior superior in schräg steiler Richtung, oder aber nach Lanz mehr horizontal, entsprechend der Querfalte, angelegt werden. Letztere Art gibt kosmetisch eine kaum sichtbare Narbe und bietet noch einen anderen, weiter unten zu besprechenden Vorzug. Je nach dem zu wählenden Schnitt wird das Operationsfeld abgedeckt, im ersteren Fall in einem mehr langgezogenen Viereck (wobei der eine von den stumpfen Winkeln die Spina, der andere die Richtungslinie zum Nabel anzeigt), im letzteren in einem Queroval.

Während nun der Operateur mit der Linken die Haut in Spannung bringt, schneidet er sicher und mit der nötigen Kraft auf einen Ruck die Kutis und das Unterhautfettgewebe womöglich bis zur Faszie des M. obliquus externus durch. Falls eine dickere Fettschicht vorliegt, muß der Schnitt selbstverständlich mit strenger Beobachtung der Richtungslinie mehrfach wiederholt werden. Inzwischen komprimiert der Assistent die eine Wundhälfte mit Marly ab und tupft die andere beständig aus, während der Operateur die Gefäßklemmen anlegt. Hat letzterer alle blutenden Stellen gepackt, so schneidet er die Faszie nicht gar zu weit von der Spina, entsprechend ihrem Faserverlauf ein, und der Gehilfe schiebt die schon bereit gehaltenen Langenbeckschen Haken in den Schlitz, um mit ihnen die Ränder auseinanderzuziehen und die Öffnung eventuell stumpf noch zu erweitern. Die Faszie recht weit nach außen hin zu durchtrennen, ist deshalb empfehlenswert, 1. weil der sehnige Teil des M. obliquus internus oft sehr breit ist, lateralwärts also relativ weit vorragt und somit beim Auseinanderdrängen der Fasern in seinem muskulösen Abschnitte ein gewisses Hindernis bieten kann, und 2. um, bei etwaiger Tamponade, dem Kanal einen möglichst geraden Verlauf geben zu können. Selbstverständlich muß der Assistent bei diesem Handgriffe den Haken zur Spina hin — mit der rechten Hand fassen, nicht aber mit der linken, da sonst sein Arm von unten her über den Oberschenkel des Patienten zu liegen käme und somit nur im Wege sein würde. — Der Operateur spaltet dann mit zwei geschlossenen anatomischen Pinzetten den Muskel entsprechend seinem Faserverlauf, indem er sie ein paarmal in entgegengesetzter Richtung vertiefend hin und herbewegt, bis der M. transversus vorliegt, schiebt die Muskelbündel genügend auseinander (mit denselben Pinzetten), damit der Assistent die soeben aus der Faszienspalte herausgenommenen Haken einsetzen kann. In der gleichen Weise spaltet er auch den M. transversus und läßt darauf nachgreifen. Vor dem Eröffnen des Peritonaeums tut er noch gut, mit beiden hakenförmig gekrümmten Zeigefingern hineinzugreifen, um durch Auseinanderziehen der Muskelteile mehr Raum zu gewinnen und ihre untere Fläche vom Peritonaeum resp. der Fascia praeperitonaealis (transversa, endogastrica) etwas abzulösen. Diese Manipulation erleichtert ungemein das Hervorziehen des Bauchfelles, wie auch ein gefahrloseres Eröffnen und leichteres Vernähen. Mit zwei anatomischen, nicht aber chirurgischen, Pinzetten zieht man nun einen Zipfel des Peritonaeums vor, nachdem das mitunter fettreiche präperitonaeale Bindegewebe beiseite geschoben ist, und reißt es durch. Meist gelingt das leicht, kann aber auch recht mühsam sein, besonders wenn länger dauernde Entzündungsprozesse vorhergegangen sind. Ist das Abheben einer Falte schwierig, so denke man daran, daß höchstwahrscheinlich eine Verklebung mit dem Netz oder Darm vorliegt (daher auch das Arbeiten mit Hakenpinzetten oder Einritzen mit dem Messer resp. einer Cooper'schen Scheere nicht empfehlenswert) und versuche mehr zur Mittellinie, wo Verwachsungen seltener angetroffen werden, das Abheben und Eröffnen des Bauchfelles auszuführen. Vorsicht ist während dieses letzten Teiles des ersten Operationsaktes immer sehr geboten, weil durch das Fehlen des sonst charakteristischen Glanzes der Darmserosa vorgetäuscht werden kann, daß man sich noch außerhalb der Peritonaealhöhle befinde, wo man sie doch bereits eröffnet hat.

Ist nun eine Öffnung ins Peritonaeum gemacht, so legt man zwei Faßzangen an, die eine zur Mittellinie hin, die andere in der Richtung zur Spina superior und erweitert durch Auseinanderziehen derselben den Spalt. Hin und wieder stülpt sich der Fortsatz von selbst vor oder ist sofort sichtbar und kann mit einer Pinzette herausgezogen werden, gewöhnlich muß aber der Assistent die Haken, mit denen er bisher unverrückt die Muskeln auseinanderdrängte, in den Peritonaealschlitz einführen und mit ihnen durch Anheben und Zug nach der einen oder anderen Richtung hin die Ränder spannen, damit der Operateur besser hineinschauen kann. Sollte die Appendix nicht zu sehen sein, so schiebt er den rechten oder linken Zeigefinger in die Bauchhöhle, drängt die sich vorlagernden Netz- und Darmteile zur Seite, zunächst wohl nach oben und innen, und sucht, die Fossa iliaca abtastend, nach dem kaum zu verkennenden Gebilde. Sind keine Verwachsungen vorhanden, se gelingt das Herausbefördern auch mit einem Finger meist leicht; handelt es sich aber um Adhäsionen, so müssen diese erst beseitigt werden. Der Erfahrenere besorgt das Ablösen und Durchreißen gewöhnlich schnell, während es dem Anfänger oft nur langsam und mit großer Mühe gelingt. Welche Handgriffe hierbei anzuwenden sind, läßt sich kaum beschreiben; angeborene Geschicklichkeit und richtiges Überlegen können eher helfen als weitläufige Ratschläge. Erwähnt sei nur, daß es in etlichen Fällen wesentlich leichter ist, von der Basis aus, also retrograd, zu beginnen. Ja öfters ist es auch zweckmäßig, den Processus vermiformis vor dem Ausschälen resp. Lösen der Verpackungen zu durchschneiden, den Stumpf sogleich ins Caecum zu versenken und zu übernähen.

Wenn demnach das Lospräparieren des Fortsatzes in gewissen Fällen schon recht mühevoll ist, so kann das Finden wie Freilegen des Caecum noch viel größere Schwierigkeiten bereiten.

Um zunächst den Weg bis zu demselben freizulegen, muß man oft die sich vordrängenden Netz- und Darmteile mit langen größeren Gazestreifen zurückhalten und die Wunde nötigenfalls abtamponieren. Erst dann erfolgt das Hervorziehen einer Schlinge resp. des für den Blinddarm gehaltenen Kolonabschnittes. Da es jedoch nicht immer gleich möglich ist, festzustellen, welchen Teil man zwischen den Fingern hält, ob Dünn- oder Dickdarm, so muß man genau auf die Erkennungsmerkmale achten.

Bekanntlich hat das Kolon einen größeren Durchmesser, besitzt Tänien, Haustra wie Appendices epiploicae und zeichnet sich ferner noch durch die graue Farbe aus, während der Dünndarm rosarot ist, bisweilen tiefrot, ja selbst braunrot verfärbt sein kann und keine Tänien, Haustra, Appendices epiploicae aufzuweisen hat. — Nicht so einfach ist die Differenzierung der einzelnen Dickdarmabschnitte. Das S Romanum führt einen dabei oft in die Irre, zumal seine Schleife mitunter sogar den rechten unteren Leberrand erreichen kann. Als Anhaltspunkte dienen ja folgende Unterscheidungsmerkmale: Am Colon ascendens wie descendens sind die Appendices epiploicae in zwei Reihen angeordnet, am Colon transversum in einer Reihe (das Omentum majus bedeckt die andere) und am Colon sigmoideum unregelmäßig in größeren Mengen vorhanden; von den drei Tänien ist am C. ascendens, transversum und descendens nur eine freie sichtbar, während am C. sigmoideum zwei Taeniae liberae deutlich hervortreten. Dieses Erkennungszeichen für das S Romanum genügt aber nicht in jedem Fall, um sicher das Caecum ausschließen zu können. Besitzt nämlich der Blinddarm ein längeres Mesokolon, liegt also ein ausgesprochenes Caecum mobile vor, dann ist nach meinen Erfahrungen nicht selten auch eine zweite Taenia libera (meist an der medialen inneren Seite) derart in die Augen fallend, daß das oben angeführte charakteristische Merkmal (der zwei vorderen freien Tänien) am S. Romanum nicht genügt, in jedem Falle vor Verwechslung mit dem Caecum zu schützen.

Ferner kann es bei starker Ptosis auch vorkommen, daß das Colon transversum sich vor den Blinddarm legt; dann werden jedoch der Ansatz des Ligamentum gastrocolicum und die Anheftung des Omentum majus bald den Zweifel beseitigen.

Hat man an diesen Unterscheidungszeichen den angezogenen Darmteil als Blinddarm richtig erkannt, so zieht man ihn weiter hervor und entwickelt ihn vor der Wunde. Ist hierbei die Konvergenz der Tänien schon deutlich sichtbar, so kommt auch gleich der Übergang des Ileums in den Blinddarm zum Vorschein und damit die Basis des Fortsatzes an der Vereinigungsstelle der drei Tänien. Wenn man jedoch in einem höheren Abschnitt — etwa in der unteren Hälfte des C. ascendens — angefangen hat, das Caecum aufzurollen, so macht es nicht selten Schwierigkeiten, den für die Abtragung der Appendix unnötigen Darmteil wieder in die Bauchhöhle zurückzuverlagern. Deshalb soll das stückweise schon rechtzeitig geschehen: Nachdem der eine Abschnitt vor die Wunde gebracht worden ist, wird der nächste vorgezogen, jener hineingeschoben und so immer weiter, bis das blinde Ende mit dem Fortsatz in der Mitte von etwa Kinderfaustgröße nachbleibt. Falls das Caecum mit Netz und Darmteilen zu einem Konvolut verbacken auf dem Grunde fest verlötet liegt, so erweist sich die gesetzte Wunde oft als zu klein, auch wenn sie stumpf noch erweitert worden ist. Nach dem Vorschlage von Weir u. a. schafft man sich dann dadurch genügend Raum, daß man den äußeren Rand resp. die vordere Wand der Rektusscheide einkerbt. Sollte das noch nicht genügen, dann erst schneide man zunächst die Muskeln auf der einen und erst später nötigenfalls auch auf der anderen Wundseite durch.

Diese eben geschilderten Möglichkeiten beim Aufsuchen, Freimachen und Entwickeln des Caecums wie seines Fortsatzes können ganz unerwartet vorgefunden werden und die scheinbar leichte Appendektomie dadurch zu einem der kompliziertesten Eingriffe in der Chirurgie gestalten. Wie schwer es hin und wieder ist, sich über den Situs zu orientieren, zeigt folgender Fall. In der rechten Fossa iliaca lag fest verwachsen ein an der freien Tänie leicht zu erkennender Dickdarmabschnitt. Da er blind endete, suchte ich dort natürlich auch nach dem Fortsatz. In der Annahme, daß es sich nur ums Caecum handeln könne, wurde ich noch bestärkt durch eine an der inneren Seite quer verlaufende Dünndarmschlinge, die mit dem Dick-

darm verbacken, frappant das Ileumende vortäuschte. Erst nachdem ich auch die hintere Seite von der Unterlage abgehoben hatte,
fand ich endlich nahe der Regio lumbalis den Fortsatz und das Caecum.
Es war demnach wohl die Schleife des in die rechte obere Bauchpartie gelangten S Romanum's nach unten abgeknickt, bis auf die
rechte Darmbeinschaufel hinabgesunken und dort ihr dicht unter
den Bauchdecken liegender Schenkel (ob Colon descendens- oder
Rektalschenkel, ließ sich nicht feststellen) mit einer der Dünndarmschlingen bindegewebig verwachsen. Da nach Weljaminoff[1] in
etwa $7\,^0/_0$ der Fortsatz fehlt, so hätte ich daraufhin auch die Operation unvollendet abbrechen können und somit zu dem einen Irrtum
noch einen zweiten hinzugefügt.

Nach dieser Abschweifung will ich in der Beschreibung von typisch
verlaufenden Blinddarmoperationen wieder fortfahren. Nachdem also
das Caecum mit dem Processus vermiformis genügend weit hervorgezogen und die Wunde mit Mullkompressen abgedeckt worden ist,
erfolgt zunächst die Durchtrennung des Mesenteriolums. Der Assistent
faßt mit der linken Hand das Caecum und hebt mit der rechten das
Ende des Fortsatzes an einer Gefäßklemme, welche dicht daneben
ans Mesenterium angelegt worden war, in die Höhe, während der
Operateur selbst mit der linken den freien Rand des Mesenteriolums
möglichst basalwärts fassend zu sich herüberzieht und nach unten
spannt. Durch diesen Handgriff wird das Mesenteriolum in mehr
querer Richtung zur Längsachse des Patienten meistenteils fächerförmig ausgebreitet und der Operateur kann von der Kopfseite her,
also gegen das Licht, genau kontrollieren, an welcher Stelle er den
Cleveland oder eine anatomische Pinzette durchzustechen hat, um
nicht die Caecalwand oder eines der kleinen Gefäße zu verletzen.
Nach Durchführung des Instrumentes macht er mit demselben noch
einige Längsbewegungen und verlängert so den Schlitz, um nach
Durchziehen des Fadens die Ligatur sowohl an dieser Stelle als auch
am freien Rande des Mesenteriolums, nicht zu nahe am Fortsatz,
zu knüpfen. Das Zwischenstück muß eben so breit bleiben, daß das
Durchschneiden des Mesenteriolums dicht am Übergang in den Fortsatz leicht ausführbar sei, und der unterbundene Stumpf auch einen

---

[1] Weljaminoff, Angeborener Mangel der Appendix. Russ. Chir. Arch.
1912. Heft 5. S. 778.

genügend großen Bürzel nachbehalte. Statt des Clevelands benutzt man oft mit Vorteil Kochersche Klemmen, nur packe man das Gewebe zuverlässig, namentlich im Winkel an der Fortsatzbasis, denn das Abgleiten der Ligatur ist gerade an dieser Stelle wegen der verhältnismäßig zeitraubenden Blutstillung recht störend. Damit eventuelle Nachblutungen vermieden werden, bleibt es deshalb auch sicherer, hier beim Unterbinden Seide zu gebrauchen; beim Verwenden von Katgut sind jedenfalls doppelte Ligaturen empfehlenswert. Die Fadenenden läßt man zunächst lang und versichert sie durch Klemmen vor Verschiebung. Nachdem dann die Ursprungsstelle des Processus vermiformis mit einem Katgutfaden leicht unterbunden worden ist, wird die erste Zirkulärnaht wohl am besten mit Seide angelegt. Der Assistent hält den Fortsatz nach wie vor in die Höhe und der Operateur beginnt von der Seite des Gehilfen aus — den Ursprung des Fortsatzes möglichst weit nach oben hin umgreifend — fortlaufend zu nähen. Die einzelnen Durchstiche dürfen nicht zu kurz, auch nicht zu oberflächlich, ausfallen und müssen außerdem von der Appendixbasis nicht weniger als $1^1/_2$—2 cm entfernt bleiben. An der Durchtrennungsstelle des Mesenteriolums ist speziell noch darauf acht zu geben, daß die Nadel nicht nur die Serosa, sondern auch einen Teil der Muskularis mitfaßt. Sind nämlich die beiden Peritonaealblätter des Mesenteriolums auseinander gewichen, und wird die freiliegende Muskelschicht nicht auch mit auf den Faden genommen, so lösen sich die Serosaabschnitte beim Zuziehen der Tabaksbeutelnaht von der Muskeloberfläche weiter ab, und der Appendixstumpf schlüpft leicht aus dem Schlitz heraus. Das Geschehene bemerkt man gewöhnlich erst beim Anlegen der zweiten Zirkulärnaht, oder übersieht es auch ganz, und die Folgen können dann sehr unangenehm sein. Hat also der Operateur die Naht beendet, so macht er zunächst nur einen chirurgischen Knoten zurecht, ohne aber die Schlinge zuzuziehen, und läßt die Fäden in der richtigen Lage gesondert und leicht zum Fassen liegen. Inzwischen hat der Assistent den Doyen'schen Enterotrib oder die Zweifel'sche Zange ergriffen und quetscht dicht oberhalb der Ligatur den Fortsatz nicht gar zu fest ein, während der Operateur selbst von seiner Seite aus einen Kocher in der gleichen Richtungslinie direkt über der Quetschzange anlegt, zwischen beiden Instrumenten den Fortsatz mit einem Messerstriche durchtrennt und sofort Messer und Appendix in eine bereit gehaltene, selbstverständlich sterile Schale

3*

beiseite legt. Rasch faßt die linke Hand nicht zu nahe von der Zirkulärnaht das Caecum und die Rechte mit einer anatomischen Pinzette dicht unterhalb des Doyen'schen Instrumentes den Stumpfrest, um ihn, nachdem der Assistent vorsichtig und langsam die Branchen geöffnet, in die Tiefe einzustülpen. Unterdessen nimmt der Assistent die bereit gelegten Fadenenden und zieht die Schlinge langsam zu (deswegen soll eben die Naht von der dem Assistenten zugekehrten Seite aus begonnen und auch dort beendet werden). Ist die Ligatur mehrweniger fest zugeschnürt, so läßt sich die Pinzette bei eventuell noch nachstopfenden Bewegungen leicht herausziehen; das endgültige Anziehen besorgt der Operateur selbst, setzt den zweiten chirurgischen Knoten darauf und faßt die Enden der beiden Fäden mit einer Klemme. (Die benützte Pinzette wird natürlich nicht weiter gebraucht, sondern beiseite gelegt.) Das Anlegen der zweiten fortlaufenden Zirkulärnaht mit einem nicht gar zu dünnen Katgutfaden erfolgt in derselben Weise wie die vorhergegangene, nur kann der Abstand um einiges geringer gewählt werden.

Eine Katgutligatur um den Fortsatz zu legen, ist deshalb empfehlenswert, weil die erste Zirkulärnaht beim Zuziehen resp. Knüpfen reißen kann, und das Abklemmen des Stumpfes vor dem Losgehen oder Undichtwerden doch nicht mit absoluter Sicherheit schützt. Es soll die Unterbindung also nur eine Schutzmaßregel sein, und da das Katgut in Bälde resorbiert wird, kann der Stumpf binnen kurzer Zeit wieder an dieser Stelle durchgängig werden und somit auch der eventuell angestaute Eiter unbehindert ins Caecallumen abfließen.

Über die zweite Zirkulärnaht wird zum Schluß der Mesenteriolumrest mit 1—2 Suturen befestigt, und dann erst werden die lang gebliebenen Ligaturfäden kurz abgeschnitten. Beim Fassen des Mesenteriolumstumpfes mit der Nadel kommt es jedoch darauf an, daß womöglich beide Petitonaealblätter nicht zu nahe von der Ligatur und in paralleler Richtung zu ihr durchstoßen werden. Falls man den Faden im rechten Winkel zur Ligatur durchführen und knüpfen wollte, so könnte er das dünne zarte Gewebe durchschneiden und damit auch die Ligatur abziehen.

Wenn das Übernähen des Caecums mit dem Mesenteriolum unmöglich sein sollte und die Zirkulärnaht nicht gut schließt, so lege man der Sicherheit wegen ein oder zwei Diagonalnähte noch darüber an.

Damit ist die eigentliche Appendektomie beendet, und es folgt nach Zurückverlagerung des Blinddarmes in die Abdominalhöhle nun der Verschluß der Bauchwand.

Das Peritonaeum wird mit fortlaufender Katgutnaht in querer Richtung zusammengefaßt. Nach dieser von Sprengel empfohlenen Art lassen sich die Ränder außerordentlich leicht aneinander bringen, besonders wenn noch, wie schon oben bemerkt, vor der Eröffnung des Bauchfelles mit hakenförmig gekrümmten Zeigefingern die Muskeln von der Unterlage etwas abgelöst worden sind. Der Assistent hebt also die bereits beim Durchreißen des Peritonaeums im inneren Wundwinkel angelegte Mikulicz'sche Faßzange nach oben, schlingt, nachdem die erste Naht erfolgte, unterhalb der Zange den Knoten und entfernt das Instrument, dann legt er an das kurze Fadenende eine Klemme, hält mit der Linken an ihr den Faden in die Höhe, während die Rechte mit einer anatomischen Pinzette den fortlaufenden Faden nach jedem neuen Durchstich stramm zieht oder — falls der Operateur beim Nähen allein zurechtkommt — die im äußeren Winkel vorhandene Faßzange entsprechend anhebt. Soll der Vorsicht halber ein kleiner Tampon eingeführt werden, so läßt man im äußeren Wundwinkel eine Öffnung nach, in die man ihn vorschiebt, niemals aber bis an die vernähte Caecalpartie.

Um die jetzt folgenden Muskelnähte auszuführen, läßt der Operateur den Assistenten die Faszienränder des M. obliquus externus mit den zwei Haken in derselben Weise wie zu Beginn spannen, bringt die Muskelbündel in ihre ursprüngliche Lage und legt dann etwa zwei Katgutknopfnähte an (die erstere nahe zum inneren Wundwinkel hin, damit der Assistent, den Haken loslassend, an den Fadenenden halten könne). Hierbei sieht man öfters die schon in dieser Höhe median von der Spina anterior superior aus der Loge zwischen M. transversus und obliquus internus hervorgetretenen Nn. ileoinguinalis und -hypogastricus bedeckt von der Externusaponeurose auf dem Obliquus internus liegen. Ebenso wie bei der Hernienoperation im Trigonum inguinale achte man also darauf, daß man dieselben nicht mit in die Sutur nehme.

Die Faszie des Obliquus externus wird wieder mit fortlaufender Katgutnaht (oder Knopfnähten) geschlossen, wobei die Hautränder mit Haken auseinander gehalten werden müssen.

Es folgen dann die Unterbindungen mit dünnem Katgut, wenn

sie nicht schon zu Beginn gemacht worden sind, und der Hautverschluß mit Seide oder Michels'chen Klammern.

Der in die Bauchhöhle geführte Tampon kommt beim Lanz'schen Querschnitt in den äußeren Wundwinkel und drainiert bei eventueller Eiterung sehr gut. Hat man den Schrägschnitt gewählt, so leite man die Gaze zum oberen Wundwinkel heraus, da bei der Rückenlage des Patienten das obere Ende der Schnittwunde tiefer zu liegen kommt als das untere. (Aus demselben Grunde sollte ja auch bei der Herniotomia inguinalis die Tamponade vom oberen Wundwinkel her erfolgen.)

Wenn bei einer à froid ausgeführten Appendektomie die Tamponade sich als erforderlich erweist, ist nicht immer leicht zu entscheiden. Liegen noch relativ frische Entzündungsprozesse vor, oder findet sich zwischen den Adhäsionen gar etwas Eiter, so kann darüber keine Meinungsverschiedenheit herrschen, daß das Einführen eines Tampons das einzig Richtige ist. Haben jedoch die pathologischen Veränderungen sich soweit zurückgebildet, daß die Gewebe fast normal erscheinen, so würde der erfahrene Chirurg dort hin und wieder doch Bedenken tragen, die Wunde vollständig zu schließen, wo der Anfänger darauf überhaupt nicht verfällt. Ja noch mehr, falls letzteren das Glück begünstigt hat, all seine Blinddarmpatienten bisher ohne Zwischenfall glatt per primam durchgebracht zu haben, obwohl vor der Operation die abendlichen Temperaturen (bei Ausschluß einer anderen Ätiologie) auch nur um wenige Zehntel erhöht waren, oder die entzündlichen Auflagerungen wie Adhäsionen sich noch als recht blutreich erwiesen u. dgl. m., so wird er nur noch kühner und waghalsiger, bis schließlich schlimme Erfahrungen ihn zur nötigen Einsicht, im gegebenen Falle zur Tamponade, bekehren.

Es kommen nämlich, wenn auch selten, Fälle vor, wo die Heilung nach Operationen, die keine Eiterung voraussetzen ließen, nicht in der erwarteten Weise erfolgt. Von den mit geringem Fieber einhergehenden Infiltrationsbildungen will ich ganz absehen; es ließe sich hier immer noch annehmen, daß ein Hämatom die Ursache der Erscheinungen sein könnte. In ein paar Wochen gibt sich jedoch die Resistenz; der Patient hat darunter nicht zu leiden und die Wunde ist anstandslos verheilt. Hier sind nur solche Fälle gemeint, wo trotz aller Vorbedingungen für einen absolut ungestörten postoperativen Verlauf Suppuration einsetzt. Mir selbst sind in der Praxis speziell zwei solche ätiologisch ganz unerklärliche Vereiterungen vorgekommen. Beide Patienten hatten vor der Operation normale Temperaturen, die Vorbereitungen entsprachen den strengsten Anforderungen (die gleich darauf ausgeführten anderen Operationen hatten keine Eiterung zur Folge), der Eingriff selbst war sehr leicht und ging ohne technische Versehen vonstatten. Das Resultat aber war eine Eiterung. Die bakteriologische Untersuchung ergab Bacterium coli geradezu in Reinkulturen. Dieser Frage besonders Aufmerksamkeit schenkend, habe ich vielfach Appendektomien beigewohnt und die Patienten während der Nachbehandlung mitbeobachtet. Ausdrücklich hervorheben muß ich noch, daß während der Operationen absolut keinerlei Verstöße gegen die Aseptik zu konstatieren waren, und dennoch kamen vereinzelte Fälle von Vereiterung zustande, wo doch gerade das Gegenteil hätte vorausgesetzt werden müssen. Die Kollegen suchten den Grund für die mißlungene prima intentio in einer Hämatomvereiterung, welcher Meinung ich mich wenigstens nicht für alle Fälle anschließen konnte, und muß ich eine andere Genese nicht für absolut ausgeschlossen halten. Ich glaube nämlich, daß auch von den offenen Lumina der Lymphgefäßchen im durchschnittenen Mesenteriolumreste eine Infektion ausgehen kann. Diese Möglichkeit wird mir immer wahrscheinlicher, doch sind die diesbezüglichen Untersuchungen noch nicht abgeschlossen.

Jedenfalls scheint es mir nach den eigenen Erfahrungen und nach den Beobachtungen, die ich bei Kollegen gemacht habe, sehr nötig, bei den Appendizitisoperationen à froid nicht zu sparsam mit der Tamponade zu sein. Wenn auch für die Operation einer chronischen Cholelithiasis ohne Cholezystitis Kehr das Postulat aufstellt, die Wunde sich stets nur unter Tamponade schließen zu lassen und mit dieser Forderung kaum auf Widerspruch stoßen dürfte, so würde eine strikt durchgeführte Tamponade bei der Appendektomia à froid, ohne jede Komplikation, selbstverständlich ein Fehler sein. So oft wie bei jener Krankheit ist ja bei dieser eine Infektion der Wunde doch nicht anzunehmen. Da aber das Erkennen des jeweiligen Zustandes der Wunde mit fast absoluter Sicherheit nur sehr selten möglich ist, sollte man häufiger einen schmalen Mullstreifen gleichsam als Sicherheitsventil zwischen die sonst schichtweise vernähten Wundränder führen, zumal das Tamponieren, wenn vielleicht auch manchesmal überflüssig, durchaus ungefährlich ist. Eine Infektion von außen erfolgt dadurch nicht, die Heilungsdauer wird kaum verlängert, da der Tampon ja schon am zweiten, dritten, spätestens vierten Tage entfernt werden kann, falls er sich als unnötig erwiesen haben sollte, und die Narbe gibt für die postoperative Hernie keine Prädisposition ab. Schließlich ist, ganz abgesehen von dem Fehlen eines Risiko für den Patienten, ein kleiner Tampon auch noch für den Chirurgen selbst ein nicht zu unterschätzendes Beruhigungsmittel.

Die Operation wegen Appendicitis perforativa.

Bei der Appendicitis perforativa wird die Operation in derselben Weise begonnen wie bei der Appendektomia à froid. Nur ausnahmsweise müssen die Muskeln wegen Raummangel scharf durchtrennt werden. Handelt es sich um Eiteransammlung in der ganzen Bauchhöhle, so kommen noch Ergänzungsschnitte in Betracht, wie etwa in der linken Fossa iliaca, und ferner Inzisionen per rectum resp. per vaginam. Das beste ist natürlich, den Fortsatz zu entfernen; macht das Auffinden jedoch größere Schwierigkeiten, sind dabei Adhäsionen zu lösen, so wäre das weitere Herumsuchen ein sehr gefährliches Unternehmen.

Ob der Eiter aus der Abdominalhöhle nach Rehn u. a. durch ausgiebige Irrigation oder durch Austupfen entfernt werden soll, dürfte wohl nicht endgültig entschieden sein. Die Hauptsache ist immer eine richtig ausgeführte Tamponade, die eben den Abfluß begünstigt und keine Retention nach sich zieht. Die größeren Marlystreifen werden am besten feucht, dochtförmig gerade hineingeschoben nach oben in der Richtung zur Leber hin, nach unten ins kleine Becken, wie in die Tiefe auf die Fossa iliaca, und zwar so, daß sie nicht zwischen Darmschlingen zu liegen kommen. Sehr zweckmäßig ist es auch, die Tampons durch Glas- oder Rubberdrains hindurchzuführen.

In Anbetracht der kolossalen Bedeutung eines rechtzeitigen Eingreifens bei der Appendicitis perforativa möchte ich mir erlauben, auf die Diagnose der allgemeinen Peritonitis, die ja oft so außerordentlich schwer zu stellen ist, etwas näher einzugehen.

Berücksichtigt man nämlich die pathologisch-anatomischen Vorgänge beim Werdegange einer eitrigen Bauchfellentzündung, so kann man im klinischen Sinne sehr wohl vier Stadien der Krankheit herausformen, nach welchen man die Symptome einteilen und das oft undeutliche Hervortreten resp. gänzliche Fehlen derselben dem Verständnis näher bringen kann.

Das erste Stadium würde dem Eintritt der Infektion — dem der Perforation — entsprechen und sich in einer Reihe von Symptomen äußern, die als Reflexvorgänge aufzufassen sind. All die initialen Erscheinungen, wie Erbrechen, Schmerzen, Muskelspannung, Pulsbeschleunigung, Schock bis zum Auftreten eines Kollapses — sie gehören noch nicht der sich eben erst entwickelnden Bauchfellentzündung an, sondern werden durch die gleichzeitige Erregung einer Menge von Nervenfasern veranlaßt und klingen gewöhnlich schon im Verlauf von einigen Stunden wieder ab.

Das zweite Stadium — wo nach Tavel und Lanz die Produkte der Infektionskeime, eventuell auch Darmfermente, Galle usw. zunächst eine Disposition, den geeigneten Boden für die Wirksamkeit der Bakterien schaffen, indem sie die Serosa schädigen, funktionell lähmen und ihre Resorptionsfähigkeit herabsetzen — wäre eine kurze Phase der Besserung. Auf Grund des objektiven Befundes liegt es auch sehr nahe, solche Fälle prognostisch günstig zu beurteilen, was jedoch größten teils sich als falsch erweist; es handelt sich eben meist nur um eine Ruhe vor dem Sturm. In den Hand- und Lehrbüchern ist meines Wissens bisher darauf nicht genügend aufmerksam gemacht worden; nur Rovsing sagt in seinem Werk über die Unterleibschirurgie: „Ich glaube, daß man mit Recht auch das von Symonds angegebene Symptom als charakteristisch bezeichnen kann (wenn es überhaupt vorkommt), nämlich, daß bei perforierenden Magengeschwüren häufig nach dem Überstehen der ersten bedrohlichen Attacken ein Stadium relativen Wohlbefindens ohne besondere Schmerzen und ohne ausgesprochene Allgemeinerscheinungen eintritt‟. Wenn also bei der Magenperforation ein Zeitpunkt relativen Wohlbefindens zu konstatieren ist, so darf a priori auch angenommen werden, daß bei jeder Perforationsperitonitis ebenfalls ein solches Stadium eintreten kann. Seit einer Reihe von Jahren achte ich auf dieses Symptom oder richtiger Fehlen der Symptome und habe außer bei Appendixperforationen solche Pseudoeuphorie auch bei Darm- und Blasenrupturen zu beobachten Gelegenheit gehabt. Man bekommt jedoch diesen Zustand verhältnismäßig selten zu sehen, da die Patienten sich meist nicht gleich, sondern sozusagen post factum an einen Arzt wenden, oder aber der behandelnde Arzt selbst den richtigen Moment verpaßt hat.

Im dritten Stadium — während dessen Dauer gemäß den experimentellen Untersuchungen von Walthard die durch chemische Reize entstandenen Entzündungsprozesse auf der Serosa den Boden vorbereiten — nehmen die Schmerzen und die Muskelspannung zu, Erbrechen und Aufstoßen setzen wieder ein, Meteorismus tritt auf usw.

Das vierte und letzte Stadium — zeitlich der weiteren Tätigkeit der Bakterien, Eiteransammlung, Resorption von Toxinen entsprechend — bilden die das klinische Bild jetzt in erster Linie beherrschenden Symptome der allgemeinen Peritonitis. „Die vasomotorischen Zentren werden vergiftet, infolge dessen die Gefäße gelähmt, vor allem im Splanchnikusgebiete, und das Resultat ist gleichsam eine innere Verblutung in die maximal erweiterten Bauchgefäße. Sekundär kommt es dann zu einer Schädigung der Herzmuskulatur, da es das Blut sozusagen in schlappe Schläuche pumpt und unter dieser Anstrengung erlahmt; daher der monokrote Puls, die Blässe der Haut, zyanotische Verfärbung der Gliedmaßen, kalter Schweiß, Benommenheit, Delirien und schließlich der Exitus" (Nothnagel[1]). Auch beobachtet man in diesem Stadium eine sog. subjektive Euphorie, im Gegensatz zur objektiv wahrnehmbaren während des zweiten Stadiums.

Die Einteilung der Peritonitis diffusa in diese vier Stadien hat meiner Ansicht nach eine gewisse Bedeutung. Man wird dadurch veranlaßt, die einzelnen Zeitabschnitte genauer abzugrenzen und den Moment, wo man noch am ehesten Chancen hat, durch eine Operation helfen zu können, richtiger und präziser zu beurteilen. Jedenfalls ist die allgemein verbreitete optimistische Auffassung über den Zustand des Patienten während des sog. relativen Wohlbefindens im zweiten Stadium meist eine schwere Täuschung und das Abwarten, bis das Krankheitsbild sich eventuell ändere, also ins dritte Stadium übergehe, unverantwortlich. Gewiß rettet man durch die Operation auch im dritten Stadium noch manche Patienten, im vierten aber wohl kaum einen, und deshalb verlangt eben die kurze Phase der objektiv nachweisbaren Euphorie im zweiten Staduim eine möglichst pessimistische Beurteilung. Zu leugnen ist ja nicht, daß man öfters Fälle beobachtet, wo nach der Perforation eine allgemeine Bauchfellentzündung ausgeblieben war, der ganze Prozeß sich schließlich

---

[1] Nothnagel, Die Erkrankungen des Darmes und des Peritoneums.

lokalisiert hatte und das Infiltrat aufgesogen oder wegen Vereiterung späterhin eröffnet worden war. Solche Möglichkeiten kann jedoch der Arzt nur in sehr wenigen Fällen voraussehen und handelt er darum gewissenhaft und recht, wenn er im ersten und zweiten Stadium dem Kranken eine Operation vorschlägt. Den Vorwurf eines schablonenmäßigen Handelns wird er von einsichtsvollen Kollegen nicht zu befürchten haben.

Die Operation der Hernia inguinalis externa libera.

Die Operation eines äußeren Leistenbruches läßt sich ebenso wie die Appendektomie nach ganz einheitlichen Prinzipien ausführen. Bis zur Freilegung der Aponeurose des M. obliquus externus sind die gleichen Vorschriften zu befolgen. Was den Hautschnitt betrifft, so muß bei der Anlage desselben speziell darauf geachtet werden, daß man ihn nicht in die nächste Nähe der Schenkelbeuge resp. des Lig. Pouparti verlege, und ferner auch nicht zu tief nach unten führe. Reicht nämlich die Inzision bis aufs Skrotum resp. ins Labium hinein, so läßt sich der Verband nicht gut anlegen, hält schlecht und schützt daher nicht so sicher vor Infektion von außen.

Nachdem nun der Operateur Haut und Unterhautfettgewebe durchschnitten hat, macht er in die Faszie näher zum oberen Wundwinkel hin einen knopflochartigen Schlitz, führt eine Hohlsonde nach unten, die Ringfasern jedoch in toto mitnehmend, weiter vor, bis dieselbe zum Annulus inguinalis externus heraustritt, und spaltet auf ihr die Aponeurose. Die Sonde in umgekehrter Richtung — vom Annulus aus unter der Faszie vorzuschieben, erweist sich als weniger praktisch, da auf diese Weise viel leichter Muskelfasern des Obliquus internus mit aufgehoben und durchtrennt werden können. Wie beim Hautschnitt muß auch beim Spalten der Faszie auf das Lig. Pouparti Rücksicht genommen werden; ist nämlich der untere Lappen zu schmal geraten, so reicht er nicht aus beim Vernähen — Formieren der äußeren Wand des neugebildeten Kanales.

Hat der Operateur die Absicht, nach Bassini zu operieren, so sollte er vor der Spaltung der Obliquusfaszie den Kremaster mit seinem Inhalt (Bruchsack, Funikulus und Testis) in der Höhe der Bruchpforte rings herum vom Bindegewebe ablösen und durch einen Langenbeck'schen Haken oder Marlystreifen von der Skrotalhülle abgrenzen. Geschieht das nicht rechtzeitig, so können beim Verlagern des Funikulus einzelne Kremasterbündel im unteren Wundwinkel zurückbleiben, wodurch dann, nach Bildung der hinteren Kanalwand, die normalen anatomischen Verhältnisse — eine mehrweniger vollständige Umschließung des Funikulus vom Kremaster — nicht wieder hergestellt werden.

Der nächste Akt — das Durchschneiden des Kremasters wie der Fascia communis, Ablösen des Funikulus vom Bruchsack und Herausschälen des letzteren — bilden den schwierigsten Teil der ganzen Operation. Wer nicht den Kremaster und die Fascia communis, eine Fortsetzung der F. praeperitonaealis (transversa, subperitonaealis, endogastrica), durchtrennt, wird den Bruchsack nie gut freimachen können, ihn vor der Zeit eröffnen, d. h. einreißen, das Venenkonvolut des Plexus pampiniformis verletzen, vielleicht auch noch den Ductus deferens durchschneiden, kurzum als augenblickliches Resultat immer eine zerfetzte, stark blutende Wunde vor sich haben und als Folge — gewöhnlich ein Hämatom mit wochenlang sich hinziehender Eiterung.

Um daher beim Vorgehen in die Tiefe bessere Übersicht zu gewinnen, soll man einige Zentimeter vor dem Leistenringe den Kremaster mit zwei Pinzetten in eine Falte aufheben und von hier aus unter leichter Messerführung distal- und proximalwärts die Muskelfasern in der ganzen Schnittlänge, ohne von der Richtungslinie abzuweichen, gleichmäßig tief durchtrennen, bis eben der Bruchsack mit seiner charakteristischen, bläulichweißen Farbe bloßgelegt ist. Ein Loslassen und Nachfassen mit den Pinzetten erscheint mir nicht empfehlenswert, weil dabei der Situs leidet und damit auch die Übersicht. Manches Mal liegt eine dünne, mehr netzförmige Kremasterlage vor, ein anderes Mal wieder eine recht dicke und mächtige. Besteht der Bruch schon viele Jahre, dann kann der Muskel, speziell bei älteren Leuten, so blaß und atrophisch geworden sein, daß sich seine Faserung nur schwer vom übrigen Gewebe differenzieren läßt. In solchen Fällen, und falls man sich überhaupt nicht zurechtfinden sollte, tut man gut, behutsam immer weiter in die Tiefe vorzudringen, bis man den Bruchsack aufgeritzt hat. Die Orientierung ist dann eine bedeutend leichtere und, nachdem das Löchelchen mit einer Klemme geschlossen, das Ablösen des Kremasters in toto (nicht innerhalb seiner Faserrichtung) unschwer auszuführen. Als sehr zweckmäßig erweist es sich, das Abtrennen zuerst auf der Seite vorzunehmen, wo der Funikulus mit dem Vas deferens (Ductus deferens) liegt. Wer daher im Abpalpieren, speziell des Vas deferens, noch nicht genügend Übung besitzt, sollte vor einer Bruchoperation sich stets über die topographischen Verhältnisse Klarheit verschaffen, da der Samenstrang bald an der inneren hinteren, bald an der äußeren hinteren Seite des Bruchsackes liegt.

Um den peritonaealen Sack in der Höhe des Bruchsackhalses — ich habe im Augenblick nur die totale Skrotalhernie im Sinne — zu unterminieren, zu untertunneln, hebt der Operateur mit der linken Hand einen Zipfel des Sackes, den er am sichersten mit einer Gefäßklemme gepackt hat, an und schiebt mit einem Tupfer oder einer anatomischen Pinzette den M. cremaster mit der Tunica vaginalis communis zur Seite; hat er dann auch noch die Gebilde des Samenstranges mitisoliert — während der Assistent zweckmäßig am Testikel ziehend ihn spannt — so faßt er die ganze Masse mit einem stumpfen Haken und übergibt denselben einem Gehilfen zum Halten. In der gleichen Weise besorgt er auch die Ablösung des Kremasters von der entgegengesetzten Seite aus. Da nun aber nicht mehr auf den Funikulus acht zu geben ist, geht das Isolieren auch viel leichter und schneller vor sich, besonders wenn der Bruchsack vom Daumen und Zeigefinger der Linken kurz gefaßt, auf letzterem von der schon abgetrennten Seite her gespannt und ausgebreitet wird. Nachdem dann der ganze Brucksackhals schließlich ringsherum vom Zeigefinger umfaßt worden ist, hebt man ihn unter verhältnismäßig kräftigem Zuge in die Höhe und besorgt die weitere Freilegung nach oben bis zum Annulus inguinalis internus, wobei wiederum die Gebilde des Samenstranges besondere Aufmerksamkeit erfordern. Nach Eröffnung des Bruchsackes überzeugt man sich davon, ob er auch leer ist oder nicht etwa Netzstränge adhärent sind, Darmschlingen sich vordrängen (die dann zu resezieren. resp. zu reponieren wären) usw., und unterbindet ihn möglichst zentralwärts, so hoch, daß eben keine trichterförmige Ausbuchtung zurückbleibt. Damit die Ligatur nicht abgleite, durchsticht man gewöhnlich den Hals des Brucksackes mit einer Sutur, was aber der sich oft vordrängenden Eingeweide wegen unter Kontrolle des Auges zu geschehen hat. Das Zuziehen des Fadens erfolgt über einem speziell dazu hergestellten kleinen Trichter oder einfach über dem Zeigefinger, der langsam nachgebend herausgezogen werden muß. Jetzt durchschneidet man mit einem Scherenschlage nicht zu nahe von der Ligatur den Brucksack, überzeugt sich davon, daß der Stumpf nicht blutet und kürzt erst darauf die Fäden. Zu erwähnen wäre noch, daß beim Unterbinden des Bruchsackes der Faden auf der medialen Seite nicht in allen Fällen zu weit nach oben angesetzt werden darf; es stülpt sich nämlich, besonders bei älteren Leuten, oft Fettgewebe aus dem Cavum Retzii nach außen vor und damit auch zugleich die Blasenwand. Ein hierbei mit unterbundener Blasenzipfel dürfte dann die unangenehmsten Folgen nach sich ziehen. Ist eine größere Partie Fettgewebe hervorgetreten, so empfiehlt es sich, die ganze Masse vorsichtig abzulösen und darauf erst den Bruchsack abzubinden. Auch darf die Möglichkeit, daß die Harnblase in Form eines Tumors hinter dem Bruchinhalt liegt, nicht aus dem Auge gelassen werden. Das Katheterisieren vor solchen Operationen gehört daher nur ausnahmsweise zu einer überflüssigen Maßnahme.

Bei der Hernia serotalis acquisita läßt sich der abgetrennte Bruchsack aus seiner Umhüllung leicht auf stumpfem Wege ganz herausschälen, bei der Hernia scrotalis congenita dagegen nicht. In letzterem Falle ist das ja schon aus anatomischen Gründen nicht ausführbar, weil doch ein Rest nachbleiben muß, der dann der Tunica vaginalis propria (Tunica testis) entsprechen würde. Am einfachsten und für den Anfänger auch am ratsamsten bleibt es, den Sack überhaupt nicht zu exstirpieren und ihn der teilweisen Atrophie zu überlassen.

Relativ geringe Schwierigkeiten bietet die Freilegung des Bruchsackes, seine Ablösung vom Funiculus spermaticus und vollständige Entfernung, falls der Bruch nicht bis ins Skrotum hinabreicht. Bei sehr kleinen Hernien kann die öfters recht fetthaltige präperitonaeale Faszie dem Anfänger ein Lipom vortäuschen, während in der Tat eine dicke Fettschicht den Bruch einhüllt, die nur genügend tief durchschnitten werden muß.

Mit der Eventualität, daß der Bruchsack nur teilweise vorhanden sein oder auch ganz fehlen kann, hat man besonders bei rechtsseitigen Inguinalhernien auch zu rechnen. Besitzt nämlich der Blinddarm kein Mesenterium und schiebt sich von seiner Fixationsstelle auf der Darmbeinschaufel dennoch ins Skrotum hinab, so wird, bei gleichmäßigem Heruntergleiten der vorderen wie hinteren Wand, die nach vorne gerichtete einen peritonaealen Überzug besitzen; bei Vorstülpung der hinteren Hälfte allein — der Bruchsack aber vollständig fehlen. Diese letztere Möglichkeit kann bei der Operation zu fatalem Irrtum Anlaß geben, wie es folgender Fall beweist: Vor der beabsichtigten Radikaloperation einer rechtsseitigen Skrotalhernie fiel mir nur auf, daß der Bruch sich nicht leicht reponieren ließ und beim

Stehen sofort wieder ins Skrotum schlüpfte. Als ich dann beim Operieren den vermeintlichen Kremaster durchschnitt, faßte ich den „Bruchsack", der durchaus nicht als ein anderes Gebilde Verdacht erweckte, mit einer Klemme und trennte die Muskulatur von ihm ab. Hierbei riß ich den „Sack" etwas ein und stutzte erst, als ich an der zottigen Oberfläche die Mukosa erkannte. Zum Glück heilte die sogleich vernähte Wunde anstandslos und der Patient verließ das Hospital zwar gesund, doch von seinem Leiden bedauerlicherweise nicht befreit. Beiläufig sei hervorgehoben, daß solche Gleitbrüche mit teilweise vorhandenem Bruchsack oder ganz ohne Hülle gleichfalls bei Harnblasenausstülpungen, wenn auch selten, beobachtet werden.

Der folgende Akt der Operation besteht in der Bildung eines neuen Inguinalkanales. Der Operateur zieht mit einer an den Wundrand der unteren Lefze der Externusaponeurose befestigten Klemme das Blatt in die Höhe, löst die Muskelfasern des Obliquus internus und transversus von der inneren Fläche des Lig. inguinale in der entsprechenden Ausdehnung stumpf ab, befreit in derselben Weise die obere Lefze von der Unterlage und verlagert den Funiculus spermaticus plus Kremaster nach oben außen, wo er eben den inneren Leistenring zu bilden die Absicht hat. In dieser Stellung hält der Assistent den Strang mittels einer Mullschleife nach oben (deckenwärts) oder zieht ihn, falls er genügend frei gemacht worden ist, nur lateralwärts ab, und der Operateur legt dann die erste Naht für die Neuformierung der hinteren Kanalwand an. Dicht unterhalb des Samenstranges faßt er im oberen Winkel den M. obliquus internus und transversus [1]) mit der Nadel, während er mit der Kocher'schen Sonde oder dem linken Zeigefinger diese Muskeln von ihrer unteren (inneren) Fläche her entgegendrückend, anspannt, durchsticht die ganze Schicht (nicht zu nahe vom freien Rande), führt die Nadel unter dem Funikulus (falls er deckenwärts abgezogen wird) zum Lig. inguinale hinüber und durchbohrt auch dieses Band. Um jedoch hierbei die dicht darunter liegende Vena femoralis nicht anzustechen, muß das Ligament in der Weise gespannt werden, daß man die untere Lefze der Obliquus-

---

[1]) Der M. transversus reicht im unteren inneren Abschnitt nicht bis ans Lig. inguinale. Es wird demnach die hintere Kanalwand nur von der Fascia transversa mit ihren Verstärkungsbündeln — außen Lig. interfoveolare (Lig. Hesselbachi), innen Falx aponeur. inguinalis (l. Henlei) — gebildet und ist infolgedessen schon unter normalen Verhältnissen recht nachgiebig.

faszie an der schon daranhängenden Klemme direkt nach oben (also deckenwärts) anhebt und nicht, gleichsam eine Duplikatur des Lig. Pouparti bildend, herunterklappt. Auf diese Weise läßt sich eine Verletzung des Gefäßes, auch beim Einstechen dicht davor, so gut wie ausschließen. Ferner ist noch zu berücksichtigen, daß man einerseits einen nicht zu schmalen Streifen vom Ligament in die Naht hineinnimmt, weil ja beim Zuschnüren der Faden leicht durchschneidet, und andererseits wiederum keinen zu breiten, da sonst zur Bildung der vorderen Kanalwand nicht genügend Material übrig bleibt. Indem dann der Operateur aus dem Nadelöhr den Faden entfernt, greift der Assistent danach, bringt ihn unterhalb des Samenstranges zu sich herüber und fixiert beide Enden mit einer Gefäßklemme. In der gleichen Art werden bis zum unteren inneren Wundwinkel hin die übrigen 4—6 Suturen, von denen die letzte gewöhnlich oben die Rektuswand samt Scheide unten das Periost des Schambeinastes mitfaßt, gebildet und darauf erst die Knoten geknüpft, und zwar so, daß sie **auf** die Muskelschicht, nicht aber aufs Lig. Pouparti zu liegen kommen. Zum Anlegen der Nähte lassen sich auch an dieser Stelle sehr wohl dickere Katgutfäden benutzen (eine zu frühzeitige Resorption und damit ein Nachgeben der Suturen ist nicht zu befürchten). Bleibt jedoch hierbei die Heilung p. pr. int. aus, so wird die Eiterung viel schneller versiegen als beim Gebrauch der Seide, die ja oft erst nach Monaten ausgestoßen wird, oder aber per operationem entfernt werden muß.

Nachzutragen wäre noch, daß man beim Durchstechen des Obliquus internus und transversus auf die zwei Nervenstämme — N. ileohypogastricus und ileoinguinalis — zu achten hat. Wenn es angeht, so verschiebe man sie nach oben oder nach unten innen, um sie nicht mit auf den Faden zu nehmen, sonst können nämlich durch die Quetschung, welche das Einschnüren mit sich bringt, längere Zeit anhaltende Schmerzen ausgelöst werden.

Auf die neugebildete hintere Wand des zu formierenden Leistenkanales wird nun der Samenstrang gelagert und darüber durch Vernähen der durchtrennten Aponeurose des Obliquus externus die vordere Wand wieder hergestellt.

Zum Schluß folgen die Unterbindungen und die Hautnaht; darüber kommt ein wenig Verbandstoff, bestrichen mit Kollodium oder Kautschucklösung, als Schutz namentlich gegen Verunreinigung mit Urin.

Für den Anfänger ist die Methode nach Championnière-Bobroff entschieden leichter und gibt bei exakter Ausführung mit nachfolgender Heilung per primam ebenfalls einen guten Prozentsatz von Dauerheilung. Die Operation unterscheidet sich von der Bassini'schen nur dadurch, daß man den Funikulus nicht verlagert, ihn also im unteren Wundwinkel liegen läßt und darüber die Muskeln und Faszie schließt. Mit einzelnen Knopfnähten faßt man also die Aponeurose des Obliquus externus, den M. obliquus internus und transversus, um so alle drei zusammen oder erst die beiden Muskeln und dann gesondert die Externusfaszie mit dem Lig. inguinale zu vernähen. Der nachgebliebene mehr weniger breite freie Rand am Ligament kann dann noch entsprechend dem Vorschlage von Girard nach oben geklappt und an die äußere Fläche der Externusaponeurose mit einigen Suturen angeheftet werden.

Speziell empfiehlt es sich, diese Methode anzuwenden bei älteren Personen, sowie in Fällen von eingeklemmten Brüchen, wo eine Infektionsgefahr eher gegeben ist und demnach die Gewebe ganz besonders zu schonen sind vor Zerrungen, Quetschungen usw.

Ist anzunehmen, daß die Heilung einer Herniotomiewunde nicht ohne Eiterung erfolgen wird, so muß selbstverständlich ein Tampon eingeführt und durch den oberen Wundwinkel herausgeleitet werden (vgl. unter Appendizitisoperation).

Die übrigen Operationsmethoden, deren es ja mehrere gibt, lasse ich unberücksichtigt.

Die Operation einer inkarzerierten Inguinalhernie.

Da die eingeklemmte Leistenhernie beim Operieren gewisse Besonderheiten mit sich bringt, sollen hier einige Hinweise gegeben werden.

Der Hautschnitt braucht kaum länger als bei der Hernia libera zu sein; selbst bei einem das ganze Skrotum ausfüllenden Bruch erweist es sich in den meisten Fällen als überflüssig, ihn bis auf den Hodensack zu führen. Zieht nämlich der Assistent den unteren Wundwinkel mit einem stumpfen Haken kräftig nach unten (fußwärts), so gelingt das Eröffnen des Bruchsackes — was zum Unterschiede von der Hernia libera jetzt gleich geschehen sollte — auch auf diese Weise verhältnismäßig leicht. Spaltet man jedoch den Einklemmungsring vorher, dann kann eventuell schon bakterienhaltiges Bruchwasser in die Peritonaealhöhle gelangen und ebenso auch der Bruchinhalt einem gleichsam dahin entschlüpfen. Irrationell erscheint mir der Vorschlag, zunächst oberhalb der Inkarzerationsstelle das Peritonaeum zu eröffnen und darauf erst den Bruchsackhals resp. Sack.

Man faßt also, um den Brucksack, wie oben angegeben, sofort zu spalten, den Kremaster einige Zentimeter distalwärts vom Einschnürungsringe mit zwei anatomischen Pinzetten und schneidet vorsichtig in die Tiefe dringend die Gewebsteile soweit durch, bis das Peritonaeum geritzt ist. Dieser Akt gilt mit Recht als schwierigster der ganzen Operation, weil der stark gespannte Bruchsack unerwartet leicht eröffnet und damit zugleich auch der Darm verletzt werden kann. Als Anhaltspunkt merke man sich: So lange sich mit der Pinzette noch lockere dünne Gewebsschichten abheben lassen, ist das Peritonaeum noch nicht durchschnitten [1]). Statt schneidender Bewegungen sind in schwer zu entscheidenden Fällen hin und wieder auch drückende, mehr schabende, angebracht, die zudem noch weniger gefährlich sein dürften. Ist dann — was dem Anfänger oft erst mit Zögern gelingt — der Bruchsack eröffnet, wobei gewöhnlich das unter starkem Druck stehende Bruchwasser in die Höhe spritzt, so faßt man mit zwei Kocher'schen Klemmen die Ränder, zieht sie auseinander und schneidet mit einer geraden Schere das Loch nach unten und oben soweit auf, daß der Bruchinhalt herausgehoben und verlagert werden kann.

---

[1]) E. Albert gibt in seiner Diagnostik der chirurgischen Krankheiten folgende Erkennungszeichen des Bruchsackes resp. Darmes an: Der Darm besitzt Spiegelglätte und trägt nie Fett an seiner Oberfläche; der Bruchsack ist matt und hat oft flache Fettklümpchen an sich. Der Darm zeigt niemals eine pelluzide Stelle, während solche Stellen am Bruchsack, zumal an der abhängigsten Partie, sehr oft zu sehen sind. Läßt sich ein Fältchen, das zudem noch durchscheinend ist, aufheben, so darf man es ohne weiteres spalten. Ist der Bruchsack dick, so wird beim Aufheben einer Falte und beim Hin- und Herbewegen derselben die glatte Berührung zweier seröser Flächen zwischen den Fingern zu spüren sein, wogegen die zwei Schleimhautflächen einer Darmfalte ein sammtartiges Anfühlen geben. Hält man ferner die Falte zwischen den Fingerspitzen und drückt zugleich in die Tiefe, so wird man, wenn es der Bruchsack ist, noch unter ihm ein gespanntes Gebilde, den Darm, durchtasten können. Und wenn man schließlich zur Bruchpforte hin vorgeht, wird man falls schon Darm vorliegt (also im Inneren des Bruchsackes), den scharfen inkarzerierenden Ring fühlen, während man außerhalb des Bruchsackes keinen so scharfen, ringsum in glatte Wandungen übergehenden Ring findet.

Nach dem Entfernen des Bruchwassers und Trockenwischen der Darmschlingen wie auch Abdecken der Wundumgebung mit frischen Marlyservietten erfolgt das Lösen des einschnürenden Ringes. Man durchtrennt hierbei nicht zu nahe vom Lig. Pouparti die Aponeurose des M. obliquus externus, zunächst aber nur im Bereich des Annulus externus, und kerbt nötigenfalls die darunter liegenden Fasern des Obliquus internus wie transversus ein, wenn sie sich wirklich nicht stumpf vom Leistenbande abtrennen lassen sollten. Gelingt es jetzt noch nicht, den eingeklemmten Bruchinhalt vorzuziehen, so dürfte wohl der Grund in einer einschnürenden Falte oder einem narbigen Ringe innerhalb der Peritonaealhülle selbst zu suchen sein. Um dieses Hindernis zu beseitigen, spannt man dann den aufgeschnittenen Bruchsack aus, führt die Kocher'sche Sonde oder eine Hohlsonde nach innen durch den Einschnürungsring und spaltet auf ihr in der Richtung von innen unten nach außen oben denselben mit größter Vorsicht (A. epigastrica inf.). Zum Einkerben kann man statt Messer und Leitsonde ebenso gut auch ein Herniotom benutzen. Ergibt hierauf die Untersuchung mit dem Finger keine weitere, höher sitzende Strangulation, läßt sich oberhalb des inneren Leistenringes im Bauchraum nichts Abnormes abpalpieren, so muß man den Bruchinhalt genügend weit, bis eben gesunde Abschnitte vorliegen, herausziehen, um sicher zu sein, daß nicht etwa eine retrograde Inkarzeration besteht und ferner festzustellen, in welchem Zustande sich die eingeklemmt gewesenen Teile befinden. Ist die Serosa noch spiegelnd glatt, der Turgor vorhanden und sind die tief dunkel verfärbten Teile nicht dellenartig eingefallen, so kann man ohne jegliches Bedenken den Darm reponieren. Im Falle eines Zweifelns an der Lebensfähigkeit der Gewebe sind Einwicklungen in warme feuchte Kompressen oder Berieselungen mit steriler Kochsalzlösung von etwa 38—40° sehr zu empfehlen. Einige Minuten darauf läßt sich schon meist sicher beurteilen, ob die Resektion erforderlich ist oder nicht [1]).

---

[1]) Ein gangränöser Darm glänzt nicht mehr, ist von grauschwarzer Farbe, peristaltische Bewegungen fehlen, er ist kollabiert, seine Wandung flattert, auf der Konvexität zeigt sich meist eine dellenartige Einsenkung, er fühlt sich kalt an, Pulsation ist nicht vorhanden und beim Anschneiden tritt kein Blut hervor. Für den Dickdarm genügt es in zweifelhaften Fällen nach A. Hedri (Zentralbl. f. Chir. 1921, Nr. 15) eine Appendix epiploica zu entfernen; zeigt sich auf dem Stumpfrest Blut, ist Pulsation bemerkbar, so besteht noch Lebensfähigkeit.

Vorgefallene Netzzipfel, in denen die Zirkulation noch normal vor sich geht, trage man lieber nicht ab, weil dadurch hin und wieder doch Fettembolien hervorgerufen zu werden scheinen.

An die Zurückverlagerung des Bruchsackinhaltes schließt sich das Ablösen des Sackes. Sollte dieser Akt aber schwer auszuführen sein, so läßt man die peritonaeale Hülle unbeschadet an Ort und Stelle und schließt nur die Bruchpforte möglichst zentralwärts durch eine Tabakbeutelnaht, die selbstverständlich von der inneren, der epithelialen Seite aus anzulegen ist. Auf diese mit Seide ausgeführte Schnürnaht kommt dann der Sicherheit wegen noch eine zweite mit dickerem Katgut. Es ist mir nämlich passiert, daß ich 14 Tage nach der Operation einer eingeklemmten Hernie dem Patienten zum zweitenmal dieselbe Operation machen mußte, weil die eine mit Seide erfolgte Zirkulärnaht, wenn auch nicht losgegangen, so doch ausgerissen war. Bei doppelter Naht dürfte ein solches Vorkommen wohl kaum zu erwarten sein.

Jetzt erst, nachdem die Bauchhöhle geschlossen ist, spaltet man die Externusaponeurose höher nach oben außen und setzt, wie schon bei der Radikaloperation beschrieben worden ist, weiter fort.

Besonders erwähnt zu werden verdient hier, daß die eingeklemmte Inguinalhernie bisweilen schwer von der eingeklemmten Kruralhernie zu unterscheiden ist. Obwohl das die beiden Bruchpforten trennende Ligamentum inguinale sich leicht abpalpieren läßt, sind dennoch, speziell wenn es sich um Kranke weiblichen Geschlechtes handelt, Verwechselungen nicht ausgeschlossen. Es kann sich nämlich die inkarzerierte Kruralhernie nach oben verschieben und sieht dann dem Leistenbruch täuschend ähnlich. In einzelnen Fällen gelangt man somit zur richtigen Diagnose erst, wenn beim Operieren die Haut bereits durchschnitten ist.

Ein differentialdiagnostisches Bedenken ganz anderer Art darf in der Region oberhalb wie unterhalb des Lig. Pouparti auch nicht aus dem Auge gelassen werden, und zwar, ob es sich um einen einfachen Abszeß oder aber um eine inkarzerierte Hernie handelt. Sind doch berühmte Chirurgen, wie Pirogoff, bei der Entscheidung dieser Frage irregeführt worden. Nachstehende Krankengeschichte dürfte den jüngeren Kollegen daher von Interesse sein: Patient trat ins Hospital, scheinbar nicht schwer krank, so daß er sich nicht einmal ins Bett legen wollte. Nach seinen Angaben hatte sich vor fünf Tagen in

der rechten Leistenbeuge eine kleine Schwellung gezeigt, die ihm nur
unbedeutende Schmerzen verursachte. Da in den letzten Tagen die
Geschwulst zunahm und die Haut sich rötete, verlangte er jetzt die
Eröffnung des „Abszesses". Der Stuhlgang erfolgte bisher normal;
Aufstoßen und Erbrechen waren nicht aufgetreten. Beim Untersuchen fand ich eine Geschwulst von der Größe einer kleinen Pflaume
oberhalb des Lig. Pouparti nach außen vom Canalis subcutaneus.
Die Haut war gerötet und Fluktuation deutlich nachweisbar. Die
Abtastung des äußeren Leistenringes ergab scheinbar keine Beziehung
zur Geschwulst und das Anprallen des Bauchfelles beim Hustenstoße
ließ sich deutlich fühlen. Der Leib — weich, nicht schmerzhaft,
nicht meteoristisch aufgetrieben. Der Puls kräftig und voll, die
Temperatur 37,2. Zwei Stunden darauf änderte sich plötzlich das
Bild, so daß erst dann die richtige Diagnose gestellt werden konnte.
Die Operation ergab eine nekrotisch zerfallene, wandständige, eingeklemmte Richter'sche Hernie (nicht Littré'sche, wie sie fälschlicher-
weise auch genannt wird).

Wie man bei der Operation einer jeden inkarzerierten Hernie
auch noch auf Überraschungen gefaßt sein muß, ist aus folgenden
zwei Fällen ersichtlich: der eine Patient war beim Tragen eines
schweren Gegenstandes gefallen und hatte sich dabei den „Unter-
leib" beschädigt. Es trat sofort eine Geschwulst im Skrotum auf,
die ihm starke, in den Leib ausstrahlende Schmerzen verursachte.
Bald darauf kam es auch einige Male zum Erbrechen. Die Untersuchung ergab etwa zwei Stunden nach dem Unfall einen mann-
faustgroßen Tumor in der linken Skrotalhälfte, der sich in den Leisten-
kanal hinein fortsetzte. Das Abdomen war oberhalb des Nabels
weich, unterhalb gespannt und sehr empfindlich. In der Annahme,
daß eine eingeklemmte Hernie vorliege, operierte ich sofort. Es
erwies sich jedoch die Geschwulst als eine Hämatokele testis (H.
tunicae vaginalis propriae), die infolge abnorm starker Erweiterung
des Annulus externus bis in den Canalis inguinalis reichte.

Der andere Patient litt seit zwei Tagen an einer unangenehmen
Empfindung in der linken Leistenbeuge. In der letzten Nacht bildete
sich daselbst plötzlich eine Geschwulst, wobei sehr starke Schmerzen
auftraten, die nicht weichen wollten. Zum Erbrechen war es nicht
gekommen, dagegen öfter zum Aufstoßen. Bei der Untersuchung

erwies sich der Leib etwas aufgetrieben und auf Druck recht empfindlich. Links im Skrotum befand sich ein etwa gänseeigroßer Tumor, der in den Leistenring hineinreichte und mit dem unteren Pol den Testikulus berührte. Seit ein paar Stunden war Erbrechen aufgetreten. Gase gingen nicht ab. Die Diagnose — eingeklemmte Skrotalhernie — lag sehr nahe, nur sprach dagegen der undeutlich hervortretende Einschnürungsring. Die Operation zeigte, daß eine Torsion des Samenstranges bestand. Dicht vor dem Annulus externus hatte sich nämlich der Funikulus im Sinne des Uhrzeigers um nicht ganz volle 360 Grad gedreht und lag zeigefingerdick angeschwollen inmitten einer blutig serösen Flüssigkeit.

Es erübrigt noch, hier einige Bemerkungen betreffs Anwendung der den Schmerz betäubenden Mittel hinzuzufügen. Heutzutage, wo einem so vorzügliche Anästhetika, wie das Novokain, zu Gebote stehen, sollte man zum Operieren von Hernien bei Erwachsenen wenigstens stets der örtlichen Betäubung den Vorzug geben und die Narkose wie Lumbalanästhesie nur für exzeptionelle Fälle reservieren. Beim Gebrauch des Novokains ist die Gefahr einer Intoxikation kaum vorhanden, der Eingriff läßt sich fast immer so gut wie schmerzlos ausführen, und kommen damit sog. Versager wohl nur vor, falls man die leicht und schnell zu erlernende Technik des Injizierens noch nicht genügend beherrscht. Im Vergleich zum Operieren unter Narkose ist hier naturgemäß nur ein zarteres Vorgehen erforderlich, die Orientierung fällt, wenn außer der Leitungsanästhesie noch die Infiltration in loco angewandt worden ist, dem Anfänger ein wenig schwerer und der ganze Eingriff nimmt mehr Zeit in Anspruch. Doch alles das ist in Anbetracht der vielen Vorteile, welche die Lokalanästhesie dem Kranken bietet, von nebensächlicher Bedeutung.

Zur Injektion benutze ich das Novokain $\frac{1}{2}$—1%ig, aufgelöst in 0,9%iger Kochsalzlösung und spritze davon 10—15 ccm zunächst ohne Zusatz von Adrenalin (um nachträgliche Hämatombildung zu vermeiden) entsprechend der beabsichtigten Schnittlinie in die Haut und das Unterhautfettgewebe. Nach Durchtrennung der Schichten bis zur Faszie des M. obliquus ext. und Abklemmung der spritzenden Gefäße erfolgt dann die Injektion von ca. 10 ccm mit Zusatz von Adrenalin (5—6 Tropfen auf die ganze Portion) vom oberen Wundwinkel aus unter die Faszie ungefähr 2—3 Finger breit nach innen von der Spina ant. sup. ossis ilei, und schließlich nach Einführung des linken Zeigefingers in den Inguinalkanal, wodurch auch der Bruchsack wie ein Handschuhfinger eingestülpt wird, die Einspritzung von ebenfalls gegen 10 ccm in die Muskulatur resp. den Peritonaealsack. Bis die vollständige Gefühllosigkeit eingetreten ist, vergehen einige Minuten, während welcher Wartezeit man die abgefaßten Gefäße ligiert.

Die Exzision des Unterlippenkrebses mit Entfernung der Halsdrüsen.

Bei jeder Lippenkrebsoperation sollte der Grundsatz gelten, sogleich auch auf die Halsdrüsen einzuschneiden, selbst wenn durch die Palpation keine vergrößerten Drüsen herauszufühlen sind. Im Fettgewebe der Regio submentalis befinden sich nämlich oft schon kleinste Drüsen von Froschlaichgröße, die infektiöse Keime in sich bergen. Damit nun dieser möglichst radikale Eingriff auch streng aseptisch ausgeführt werde, exstirpiere man gleich zuerst die Drüsen. Um sie leichter entfernen zu können, schiebt man eine große Rolle bis unter die Schulterblätter und läßt den Kopf nach hinten hinüberfallend, fixieren, so daß der Kehlkopf und die untere Kinnpartie stark hervortreten. Das Gesicht muß zunächst gerade nach oben und hinten gerichtet sein. In dieser Haltung erfolgt dann der hufeisenförmige Hautschnitt vom linken Unterkieferwinkel, längs dem Kieferrande (aber nicht zu nahe an demselben) weiterverlaufend bis zum rechten Kieferwinkel und kann, falls erforderlich, noch beiderseits längs dem vorderen Rande des M. sternocleidomastoideus entsprechend weit nach unten verlängert werden.

Während der Operateur also mit der Linken die Haut fixierend spannt, führt er in kräftigem Zuge das Messer gemäß der ganzen Ausdehnung durch die Kutis und womöglich auch zugleich durch das Platysma. (Die Haut erst leicht anzuschneiden und darauf sie zwischen zwei Pinzetten allmählich vorschreitend zu durchtrennen, ist absolut unstatthaft). Damit aber nicht auf einem Male solche große Wundflächen vorliegen, ist es zweckmäßig, besonders für Anfänger, zunächst nur auf einer Seite die Inzision zu machen. Man beginne vom Kinn, nicht gerade in der Mitte, sondern mehr lateralwärts, d. h. von der anderen Hälfte aus, trenne dann, nachdem das Gesicht auf die der Wunde entgegengesetzte Seite gedreht worden ist, noch die Reste des eventuell intakt gebliebenen Platysma und fasse die spritzenden Gefäße ab. Ist man somit ins Faszienbereich gelangt, so arbeitet man nur noch stumpf weiter — ein scharfes Vorgehen rächt sich fast immer. Der Assistent hält mit stumpfen Haken die Wundränder auseinander und der Operateur fängt vom Unterkieferwinkel an, mit zwei anatomischen Pinzetten das Gewebe stumpf zu durchtrennen, um die Vena facialis anterior resp. communis und mehr in der Tiefe die Arteria maxillaris externa doppelt zu fassen; durchschneidet dann die Gefäße und unterbindet die zentralen Enden am besten sofort, — an den peripheren können die Klemmen liegen bleiben. Auf diese Weise ist jede größere Blutung ausgeschlossen und geht das Exstirpieren der Drüsen rasch vonstatten. Mit hakenförmig gekrümmten Zeigefingern läßt sich jetzt die Faszie am vorderen Rande des M. sternokleidomastoideus unschwer auseinander ziehen, was einen sofort in medias res führt. Die große Gefäßscheide liegt frei da, und die auf der Vena jugularis interna befindlichen Drüsen faßt die linke Hand mit einer anatomischen Pinzette, während die rechte mit der Kocher'schen Sonde oder geschlossenen Cooper'schen Schere sie vorsichtig von der Gefäßwand ablöst. Um das Drüsengewebe nicht mit der Pinzette zu zerfetzen, sollte man später, wenn die Drüsen schon genügend isoliert sind, das Abheben und Luxieren der Vorsicht halber mit den Fingern besorgen. Das Bloßlegen der Vene, besonders wenn sie dabei noch fingerdick anschwillt, hat etwas Prickelndes, Unangenehmes an sich, bietet bezüglich des Anreißens jedoch kaum eine Gefahr. Am schwierigsten gestaltet sich das Entfernen der Lymphdrüsen gewöhnlich im oberen Winkel hinter der Glandula parotis.

Um in der Regio submaxillaris die Drüsen mit der Speicheldrüse zusammen herausschälen zu können, muß man erst die bindegewebige Schicht längs des unteren Wundrandes stumpf durchtrennen. Dazu schiebt man die Kocher'sche Sonde resp. geschlossene Cooper'sche Schere mit bohrenden, stechenden Bewegungen in der Richtung nach vorn hin unter der Faszie vor, untertunnelt einen Teil, faßt ihn mit zwei Kocher'schen Klemmen ab und durchschneidet zwischen ihnen das Gewebe; so geht man schrittweise bis zur Mittellinie vor und tut dasselbe vom Unterkieferwinkel aus längs dem Kieferrande, wobei am vorderen Masseterrande die Art. maxillaris externa oberhalb der dort fast stets infizierten Drüse zum zweiten Male abzuklemmen ist. Die Halsfaszie ohne vorheriges doppeltes Fassen einfach zu durchschneiden, dürfte zu riskant sein. Die, wenn auch kleinen, durchschnittenen Gefäße retrahieren sich nämlich sehr und lassen sich dann schwer, oft erst nach längerem Suchen, packen. Beim stumpfen Vorgehen legt man allerdings einige Ligaturen unnütz an, arbeitet aber ohne jeden Blut- und Zeitverlust sicher und ruhig. Außer den Lymphdrüsen muß unbedingt auch die Speicheldrüse (stets beiderseits) entfernt werden, weil zwischen den einzelnen Lappen kleine Lymphdrüsen liegen, die schon infiziert sein können.

Nun erfolgt das Herauspräparieren resp. -schneiden des mit kleinen Drüsen durchsetzten Fettgewebes aus der Submentalregion, was sich mit der Cooper'schen Schere sauber und schnell ausführen läßt.

Auf der anderen Seite des Halses ist der Gang der Operation der gleiche. Zunächst erfolgt ebenfalls das Fassen der größeren Gefäße usw.

Nach Schluß der Wunde kommt in die Gegend des Unterkieferwinkels ein kleiner Tampon, der, falls Suppuration ausbleibt, schon nach wenigen Tagen entfernt werden kann.

Dieser für den Anfänger immerhin schwierigen Exstirpation der Lymphdrüsen folgt als zweiter und letzter Teil der Operation erst jetzt die Exzision des Lippenkrebses. Die Rolle unter den Schulterblättern muß zu diesem Zweck in die Gegend des Hinterhauptes geschoben werden, damit das Gesicht mehr nach vornhinüber gewandt sei. In dieser Haltung macht man dann die wohl meist geübte Keilexzision nach König. Diese Methode ist sehr leicht, gibt kosmetisch ein ausgezeichnetes Resultat und läßt sich selbst in Fällen, wo etwa zwei Drittel der Unterlippe fortgenommen werden muß, noch sehr gut anwenden.

Während der Assistent die Unterlippe in den Mundwinkeln komprimiert, anspannt und zugleich abhebt, schneidet der Operateur den Keil möglichst weit im Gesunden aus. Die Spitze des dreieckigen Ausschnittes soll, wenn es angeht, auf der inneren Seite nicht bis an die Übergangsfalte der Schleimhaut reichen; auf der äußeren — kutanen — aber tiefer heruntergehen, damit das Kinn eine bessere Form erhalte. Gleich darauf erfolgt an der Grenze des Lippenrotes die erste — nicht aber die Schleimhaut mitfassende — tiefe Naht, wodurch auch die Blutung aus der Art. labialis sofort und ganz zuverlässig steht (eine Ligatur ist unnötig). Mit den fürs erste lang gelassenen Fäden zieht hierauf der Assistent die Lippe stark nach unten vor, damit der Operateur die Schleimhautnähte anlegen kann. Zuletzt wird dann mit zwei oder drei tiefgreifenden und etlichen oberflächlichen Suturen die Vereinigung der Wundränder von der Hautseite aus besorgt.

Ein Verbinden der Lippe ist überflüssig, ja selbst gefährlich. Das beste bleibt, den Hautschnitt offen zu lassen und mit irgend einem sterilen Pulver zu bestreuen. Um den Halsverband, der selbstredend auch den Kopf mit einschließen muß, vor Durchnässen mit Speichel wie Wundsekret und damit auch die Halswunde vor Infektion zu schützen, empfiehlt es sich, ein gut haftendes Pflaster am Kinn zu befestigen, das dann gleich einer Serviette herabhängend, die Gaze trocken hält.

Die Tracheotomia superior.

Beim Ausführen der Tracheotomie kann der zu operierende Kranke sowohl sitzende als liegende Stellung einnehmen. Wählt man die horizontale Lage, so sind dieselben Maßnahmen zu treffen, wie bei der eben beschriebenen Exstirpation von Halsdrüsen.

Während der Operateur mit der linken Hand die Haut, ohne sie jedoch zu verschieben, spannt, durchschneidet er mit der rechten genau in der Mittellinie von der Inzisur des Schildknorpels die Kutis mit dem Fettgewebe nach unten bis zum Jugulum. Die jetzt zutage tretende weißliche Verbindungslinie der Faszienblätter wird leicht mit zwei anatomischen Pinzetten durchrissen, worauf die medialen Ränder der Mm. sternohyoidei und sternothyreoidei mit stumpfen Haken oder Bose'schem Sperrelevator zu fassen und auseinander zu ziehen sind. Inzwischen hat der Assistent das Blut gründlich abgetupft und geholfen, die Gefäße zu packen; zum Ligieren derselben ist fürs erste meist keine Zeit. Nach Abtasten des Ringknorpels löst der Operateur am sichersten stumpf die bindegewebige Vereinigung mit dem Isthmus der Gl. thyreoidea, zieht den Isthmus mit einem speziell dazu konstruierten stumpfen Haken nach unten und läßt ihn vom Assistenten fixieren, während er selbst in den unteren Rand des Ringknorpels einen resp. zwei scharfe Einzinker einsetzt. Der Gehilfe hebt dann an letzteren mit der rechten Hand den Kehlkopf etwas nach oben hin an (die linke zieht am stumpfen Haken den Isthmus nach unten), und der Operateur durchschneidet die Trachea, richtiger

gesagt, durchsticht sie mit einem Messer, dessen Schneide zum Ring-
knorpel, nicht aber nach unten, gerichtet sein muß (Isthmus gl.
thyeroideae). Hierbei ist darauf zu achten, daß der Einstich tief
genug erfolge, damit die Schleimhaut auch mit durchtrennt werde,
und andererseits wiederum nicht mit solcher Wucht, daß eine Verletzung der hinteren Luftröhrenwand und des dicht daran liegenden
Ösophagus möglich wäre. Sowie die Luft hindurchströmt, führt die
linke Hand die schon bereit gehaltene Laborde'sche Trachealsperre
ein und die rechte von der linken Halsseite aus die Kanüle, um sie
dann in die richtige Lage zu bringen. Jetzt stützt der Operateur
seine Linke aufs Kinn des Patienten, um mit Daumen und Zeigefinger die Seitenvorsprünge der Kanüle unverrückt halten zu können,
und entfernt dann die scharfen einzinkigen Haken. Das Fixieren
der Kanüle von unten, also vom Sternum aus, ist nicht ratsam, weil
beim Hin- und Herdrehen des Kopfes — ich habe unruhige Kinder
im Auge — die Kanüle sich mitbewegt und dabei die Schleimhaut
der Trachea verletzen kann. Inzwischen legt der Assistent die Ligaturen an, führt die Bänder durch die Schlitze in den beiden Platten-
ansätzen und vereinigt sie nicht im Nacken, sondern mehr zur Halsseite hin. Den Schluß bildet ein kleiner serviettenartiger Verband.

Nachzuholen wäre noch, daß, falls nicht größte Eile geboten ist,
die Trachea erst dann eröffnet werden soll, wenn alle blutenden
Gefäße gepackt sind.

Die Amputatio femoris.

Obgleich die Lappen- und Ovalärschnittmethoden vorzuziehen sind,
soll hier doch die Absetzung mittels Zirkelschnitt beschrieben werden,
weil speziell das Pirogoff'sche dreizeitige Verfahren bestimmte technische Sonderheiten mit sich bringt.

Ist alles zur Amputation bereit gemacht, der Gummischlauch
(siehe Kapitel I) angelegt, das entsprechende Fußende des Operations-
tisches heruntergelassen, so faßt der eine von den Gehilfen den Oberschenkel unterhalb der Schenkelbeuge an, der andere den Unterschenkel und beide strecken das Bein, um es in mehr weniger horizon-
taler Lage ruhig halten zu können. Der Operateur tritt, wenn er
nicht ambidexter ist, stets an die rechte Seite der zu amputierenden
Extremität, spannt mit der Linken die Haut, führt die Rechte mit
dem Operationsmesser von unten aus um das Bein herum und setzt

die Schneide auf der ihm zugewandten Seite möglichst tief (zum
Fußboden hin) an. Zunächst schneidet er mit kräftigem Ruck nach
unten hin die Kutis durch und dann erst vollführt er den Zirkelschnitt.

Die Fehler, die der Anfänger bei diesem ersten Akt gewöhnlich
begeht, sind folgende: 1. Er umgreift die Extremität nicht ausgiebig
genug, kann infolgedessen die Haut nicht in einem Zuge durchschneiden und muß dann, um den Ergänzungsschnitt zu machen, die
Haltung des Messers ändern, und 2. wendet er beim Zuge nicht den
genügenden Druck an; es bleiben somit Hautbrücken nach, die später
durchtrennt werden müssen, wodurch nur die Schnittwunde an
Glätte verliert, und die Dauer des ganzen Aktes unnütz verlängert
wird.

Nachdem der Hautschnitt beendet worden ist, packt der Assistent
den Wundrand ringsum mit etlichen Gefäßklemmen, klappt ihn
manschettenartig nach oben und zieht daran kräftig, während der
Operateur das Bindegewebe von der Faszie ablöst. Ist die Manschette
breit genug gebildet, entspricht sie also etwa dem halben Durchmesser der Amputationsfläche, so erfolgt nach dem gleichen Prinzip
der zweite Zirkelschnitt. Um jedoch (der Gefäße wegen) die Muskulatur in einem Tempo bis auf den Knochen durchschneiden zu
können, muß man den Messerzug langsam vollführen. Auch genügt
ein stärkerer Druck allein noch nicht, es sollen noch sägende und
hebelnde Bewegungen hinzukommen, namentlich im Bereich der
Adduktoren und Flexoren. Durch den dritten Zirkelschnitt wird die
Knochenhaut entsprechend mehr proximalwärts durchtrennt, und
nachdem dieselbe in der Richtung zum abfälligen Teile hin mit dem
Raspatorium zurückgeschoben worden ist, erfolgt die Durchsägung
des Knochens einige Millimeter distalwärts von der Schnittfläche
des Periostes nach Bunge. (Die übrigen Arten der Knochenstumpf-
versorgung übergehe ich.) Damit jedoch die Weichteile nicht mit
der Säge lädiert werden, muß der Assistent mit Mullservietten oder
bequemer noch mit eigens dazu hergestellten Klammern nach
Herzenberg u. a. die Muskeln kräftig zurückdrängen; dann erst
legt der Operateur unter Führung des linken Daumens oder Zeigefingers die Säge an, bildet zunächst mit kurzen, leichten Zügen eine
Furche und setzt darauf mit langen, wuchtigen fort. Je mehr vom
Knochen durchsägt ist, desto mehr soll vom Assistenten der abzu-
setzende Teil nach unten gedrückt werden, weil dann das Blatt der

Säge sich leichter durchziehen läßt. Die Behauptung, daß durch schnelles Sägen eine bedeutende Schädigung (Nekrose) des Knochens an der Durchtrennungsfläche zustande komme, dürfte wohl übertrieben sein. Auf das Abkneifen der scharfen Knochenränder wie der Vorsprünge und das Auslöffeln der obersten Markschichten, was nach A. Hoffmann (Zentralbl. f. Chir. 1918, Nr. 40) bezüglich der Tragfähigkeit des Stumpfes von viel ausschlaggebenderer Bedeutung sein soll als die aperiostale Knochenabsetzung, folgen dann die Unterbindungen und die Kürzung des N. ischiadicus. Um vor einer Nachblutung sicher zu sein, sollte man die Art. femoralis stets doppelt ligieren, dabei ziehe man aber den zweiten, zentralwärts angelegten Faden nicht so fest wie den ersten an [1]). Nach Entfernung des Gummischlauches werden noch die übrigen spritzenden Gefäße unterbunden, bis die Schnittfläche so ziemlich trocken ist. Sollte die Muskelmanschette genügend lang sein, so empfiehlt es sich, namentlich die Antagonisten um die großen Gefäße und den Knochenstumpf durch ein paar Nähte zu vereinigen. Der Hautverschluß erfolgt wohl am besten in vertikaler Richtung, weil auf diese Weise der in den unteren Wundwinkel eingeführte Tampon die sezernierte Flüssigkeit gut ableiten kann.

Muß die Absetzung des Gliedes noch im Bereich des infizierten Gewebes ausgeführt werden, so vernäht man die Wunde überhaupt nicht, sondern tamponiert nur.

Die Hämorrhoidenoperation.

Von den verschiedenartigen Vorschlägen, die zur Beseitigung der Hämorrhoiden empfohlen worden sind, ist die Exzision nach Whitehead die radikalste. Trotz der sicheren Entfernung der Varizes kann jedoch diese Methode nicht Anspruch erheben, all den anderen vorgezogen zu werden, denn erfolgt die Heilung, wie es an dieser Stelle nur zu leicht vorkommt, per secundam, so entstehen durch die Narbenbildung oft Strikturen, Schleimhautvorstülpung usw., die

---

[1]) Statt Seide kann man zum Ligieren der Arterien, selbst einer A. femoralis, sehr wohl auch Katgut benützen, wenn man nach Freilegung des Gefäßes etwa 2 cm proximalwärts vom Ende unterbindet, das abgeschnürte Stück umklappt, so daß beide Teile parallel zueinander liegen, und dann in dieser sog. Doppelflintenlaufstellung noch eine zweite Katgutligatur anlegt. — Volkmann, der dies Verfahren im Zentralbl. f. Chir. 1918, Nr. 43 empfiehlt, hat jedenfalls damit keine schlechten Erfahrungen gemacht.

dem Patienten höchst unangenehme, kaum zu beseitigende Leiden verursachen. Es wird deshalb die einfachste, am wenigsten eingreifende Operation, sofern sie nur ein zuverlässiges Dauerresultat ergibt, wohl immer die beste bleiben, — und das ist die sog. englische Methode, die bloß im Unterbinden der Knoten besteht. Ebenso unkompliziert und leicht ausführbar ist auch die Kauterisation nach Langenbeck, sie verursacht nur länger anhaltende Schmerzen und ist wegen der hin und wieder auftretenden Blutungen nicht ganz ungefährlich.

Die Vorbereitungen zur Operation wären folgende: Man läßt den Patienten tags vorher und, falls stärkere Obstipation besteht, zwei Tage lang, ein Abführmittel einnehmen, verordnet am Vorabend ein Klistier, am Morgen des Operationstages eine gründliche Rektalspülung und zur Ruhigstellung des Darmes innerlich 5—8 Tropfen Tinct. opii. Die Kost muß eine mehr flüssige und möglichst wenig kotbildende sein.

Den Eingriff in Narkose oder unter Rückenmarkanästhesie vorzunehmen, halte ich für eine Versündigung gegen das medizinische Gewissen, zumal durch die Lokalanästhesie die Schmerzen absolut beseitigt werden und die Einspritzung des Medikamentes keinerlei Gefahren mit sich bringt.

Auf diese allgemeinen Bemerkungen will ich jetzt eine genaue Schilderung des eigentlich keiner Erläuterung bedürftigen Abbindens von Hämorrhoidalknoten folgen lassen, weil eben einige Momente besonders berücksichtigt werden müssen, damit das Resultat ein zuverlässiges sei.

Nachdem Patient in Steinschnittlage gebracht, rasiert und desinfiziert worden ist, spritzt man gegen 20—30 ccm einer halbprozentigen Novokainlösung mit einem Zusatz von Adrenalin (6—8 Tropfen auf die ganze Portion) zunächst in die Haut um den Anus längs des lateralen Randes der äußeren Knoten. Durch Injektion eines ebensolchen Quantums erfolgt auch die Anästhesierung der inneren Knoten, wobei der in den After eingeführte linke Zeigefinger die Leitung der Nadel durch die bereits unempfindlich gemachte Hautzone bis unter die Schleimhaut übernimmt. Solange die volle Novokainwirkung noch nicht eingetreten ist, kann der Patient eine bequemere Lage einnehmen, und der Operateur sich zweckmäßig beide Daumen wie Zeigefinger an der Stelle, wo beim Zuziehen der Ligaturen die Haut leicht verletzt wird, mit Marlystreifen umwickeln lassen. Sind nun alle Vorbereitungen beendet, so geht man zuerst ans Unterbinden der Schleimhauthämorrhoiden. Zu diesem Zwecke fordert man den Kranken auf, stark die Bauchpresse anzuwenden, damit die Varizes gut hervortreten — eine Dehnung des Sphinkters ist meist überflüssig —, packt sie einzeln mit einer Faßzange oder einfach mit einer Gefäßklemme, zieht sie hervor und legt nahe der Basis eine Kocher'sche Klemme an, die das Gewebe selbstverständlich parallel zur Längsachse des Rektums, nicht quer zu ihr, faßt. Während der Operateur dann den Ligaturfaden umlegt, möglichst festzieht und zwei chirurgische Knoten bildet, fixiert der Assistent den Hämorrhoidalknoten mittelst beider Klemmen, nimmt darauf die Kocher'sche langsam öffnend ab und entfernt die Faßzange erst, wenn auch der zweite Knoten zugezogen ist. Die Fadenenden läßt man zunächst lang. Damit die Ligatur nicht abgleite, wird vielfach eine Naht durch den Varix gelegt, doch ist auf diese Weise immerhin eher eine Infektion möglich. Das gleiche ließe sich ja auch dadurch erreichen, daß man die zur Spitze wie zum Schloß der Klemme hin abgequetschte Schleimhaut einkerbt.

Beim Abklemmen der Hämorrhoiden ist darauf acht zu geben, daß der Abstand zwischen den Knoten nicht zu schmal ausfalle. Es müssen die Schleimhautbrücken genügend breit bleiben, sonst können Strikturen entstehen. Erst nachdem alle inneren Knoten unterbunden worden sind, werden die Fäden gekürzt.

Das Ligieren der äußeren Hämorrhoiden geschieht in derselben Weise, nur erfolgt das Anlegen der Kocher'schen Klemmen jetzt selbstverständlich mehr oder weniger rechtwinkelig zur Längsachse des Mastdarmes, d. h. also in radialer Richtung zur Analöffnung. Daß die Knoten nicht zu dicht voneinander abzubinden sind, ist eben erst erwähnt worden, verlangt jedoch hinsichtlich der äußeren Hämorrhoiden ganz spezielle Berücksichtigung. Sollten sich die abgebundenen Varizes als sehr voluminös erweisen, so müssen sie der schnelleren Abstoßung wegen mit einem Scherenschlage halbiert werden.

Zum Schluß bestreut man die Knoten mit einem Pulver und legt einen kleinen Verband an, der solange die nekrotischen Fetzen noch nicht abgestoßen sind, mehrmals des Tages zu erneuern ist.

Damit der Patient die nächsten 4—5 Tage keinen Stuhldrang habe, erhält er dreimal täglich 5—8 Tropfen Opium und flüssige, wenig Kot bildende Speisen. Kann er den Stuhl nicht mehr zurückhalten, so setzt man ihm ein Öllavement und gibt innerlich ein

Abführmittel. Von diesem Zeitpunkte an darf der Rekonvaleszent alles essen, nur muß er täglich — am besten morgens und abends — ein leichtes Laxans ungefähr drei Wochen hindurch einnehmen, damit die Granulationen nicht aufgerissen werden und die Vernarbung ungestört vonstatten gehen könne.

Mit diesen wenigen Paradigmen von typisch verlaufenden Operationen will ich abbrechen; sie werden dem Anfänger wohl schon zur Genüge gezeigt haben, wie man, nach einem bestimmten Plane vorgehend, das Operieren sich erleichtern, unnütze Bewegungen vermeiden, somit Zeit ersparen kann usw., und wie man ferner beim Zusammenarbeiten die Rollen mehr weniger passend verteilen soll.[1]) Die angegebenen Handgriffe und Ratschläge machen selbstverständlich nicht Anspruch, die besten und allein richtigen zu sein, sie bezwecken nur, zum Nachprüfen und weiteren Ausbilden des eigenen chirurgischen Könnens anzuregen.

Kapitel IV.

Zur Nachbehandlung.

Nicht gar zu selten hört man Laien sagen, „die Operation war glänzend gelungen, nachher kamen aber Komplikationen hinzu, und der Kranke starb". Meist haben diese Leute ja recht darin, daß sie die Ursache des traurigen Ausganges nicht in der Operation und Nachbehandlung sehen, sondern in Vorkommnissen, die außerhalb des Bereiches ärztlichen Könnens liegen. Es kann aber die Fama auch den Sachverhalt ganz anders darstellen, und der in den Verlauf der Krankheit Eingeweihte wird hin und wieder doch zugeben müssen, daß Fehler und Versehen in der Nachbehandlung nicht ausgeblieben waren. Dieser Teil der Therapie ist eben in zahlreichen Fällen weit

---

[1]) Als bedeutungsvolle Bereicherung für derartige Lehr- und Studienzwecke können in erster Linie jetzt Films dienen, welche Dank der Erfindung des Chirurgen v. Rothe (Berlin) seit kurzer Zeit in vollendetster Weise hergestellt werden und jede einzelne Phase der Operation stark vergrössert wiedergeben.

schwieriger und verantwortlicher als die Operation selbst und setzt
ein gründliches Wissen wie reiche Erfahrung des Arztes voraus. Aus
nämlichen Gründen sollte daher der Anfänger im furor chirurgicus
auch die Pflege und Weiterbehandlung nicht unterschätzen oder gar
vernachlässigen. Er muß auf alles genau acht geben und darf nichts
für so unbedeutend halten, als daß er es ganz dem Pflegepersonale
überließe. Ja, dem jungen Kollegen wäre auch noch sehr zu empfehlen, sich eingehend mit dem Anlegen der Binden zu befassen,
nicht nur seiner Patienten wegen, sondern auch um seiner selbst
willen; denn wie der Chirurg den Chirurgen am Verbande erkennt,
so schätzt auch der Kranke seinen Doktor danach gewöhnlich
richtig ein.

A. Zur Pflege der Patienten.

Das Lagern, Umbetten der Kranken und was sonst noch alles
bei der Pflege in Betracht kommt, gehört zu den Aufgaben der
Schwester; der Arzt hat bloß die Pflicht, die erforderlichen Angaben
zu machen und die Kontrolle über alles zu üben. Nur wenn die
Pflegerin sehr gewissenhaft und vielfach erprobt ist, dürfte ein bloßes
Anfragen, ob dies oder jenes geschehen sei, genügen; sicherer bleibt
es immer, selbst nachzusehen, wie der Verband sitzt, ob er nicht
etwa mit Urin beschmutzt ist, in welchem Zustande sich die für
Dekubitus prädisponierten Hautstellen befinden usw. Noch viele
scheinbar recht unwesentliche Dinge ließen sich aufzählen, die alle
von einschneidender Bedeutung werden können, wenn der Arzt nicht
rechtzeitig darauf acht gibt. Damit aber der Chirurg auch die Leitung
der ganzen Nachbehandlung korrekt durchführen kann, muß er
selbstverständlich auch in der Krankenpflege gründlich beschlagen
sein. Folgendes Beispiel zeigt, wie sehr dieses nottut. Der Patient,
ein älterer Kollege, hatte eine schwere Infektion überstanden und
bekam im Anschluß daran eine Thrombose der Vena femoralis sin.
Die ihn behandelnden erfahrenen Spezialisten elevierten das Bein,
wobei sie es jedoch im Kniegelenk gestreckt ließen. 14 Tage lag
der Kranke in dieser Stellung und litt vom ersten Abend an unter
argen Schmerzen in der ganzen Extremität, ohne daß ihm die Ärzte
helfen konnten — horribile dictu! — Als das Bein richtig gelagert
worden war, im Kniegelenk flektiert usw., schwanden die Schmerzen
geradezu momentan und kehrten nicht wieder.

Von einer Aufzählung der in der Krankenpflege hauptsächlich gemachten Verstöße will ich hier absehen; es müßte sonst das in einem ausführlichen Auszuge wiedergegeben werden, was bereits im „Leitfaden" hervorgehoben worden ist.

B. Zur Ernährung.

Die Ernährung der Kranken ist ein so eminent wichtiges Kapitel, daß der Arzt sich hiermit eingehend beschäftigen muß. Im Arbeitszimmer eines jeden sollten daher die König'schen Tabellen oder ähnliche an der Wand hängen, damit er sich beim Verordnen der Diät jederzeit über den Prozentgehalt an Nährstoffen und den entsprechenden Kalorienwerten orientieren könnte. Die Zusammenstellung des Speisezettels, besonders wenn es sich um schwer darniederliegende Patienten handelt, dem Gutdünken der Angehörigen zu überlassen, ist als ein grober Fehler zu betrachten.

Bekanntlich bedarf der kranke Organismus der nämlichen Nährstoffe wie der gesunde, da in ihm nur eine Modifikation des Stoffwechsels, keine grundsätzliche Änderung desselben vor sich geht. Es wird also der kranke Körper ebenso wie der ruhende gesunde pro Kilo Körpergewicht in 24 Stunden etwa 30—35 Kalorien brauchen und nur bei hohem Fieber nach v. Noorden etwa 20—25 Kalorien. Da nun je ein Gramm Eiweiß wie auch Kohlenhydrate 4,1 Kalorien, ein Gramm Fett (und Alkohol) 9,3 Kalorien liefert, so lassen sich aus den verabreichten Mengen von Nahrungsmitteln leicht die dem Organismus zugeführten Kalorienwerte mehr weniger genau berechnen. Die Menge der einzelnen dem Körper nötigen Nährstoffe kann natürlich innerhalb gewisser Grenzen variieren; für den gesunden Menschen gilt jedoch als Regel, daß auf ein Kilo Körpergewicht an Eiweiß ungefähr 1,0—1,2 Gramm, an Fett 0,7—0,9 und an Kohlenhydraten gegen 5—7 Gramm erforderlich sind und daß nur ein Drittel vom Eiweiß nicht durch Fett und Kohlenhydrate ersetzt werden kann.

Da das Gros der chirurgischen Patienten meist normale Kost genießen darf, so macht die Auswahl des Menus keine Schwierigkeit; es ist nur speziell darauf zu achten, daß die Nährstoffe reichlich und auch im richtigen Verhältnis genossen werden. Für den, der sich nicht gleich solche Zusammenstellungen beschaffen kann, sei daher eine kleine Auslese hochwertiger und auch bekömmlicher Speisen in nachstehenden Tabellen angegeben.

Speisen

zusammengestellt nach Schwalbe, König, Ewald, Zuntz und Levi.

100 Gramm	Eiweiß	Fett	Kohlen-hydrate	Kalorien-wert
Gebratenes Fleisch	27,8	10,7	—	217,1
Gekochtes Fleisch	31,5	4,0	—	168,3
Gebratenes Huhn	44,1	3,5	—	219,1
Gekochtes Huhn	37,7	3,0	—	187,4
Kalbfleischschnitzel	20,0	6,0	3,2	153,5
Gehacktes Fleisch.	9,6	3,6	1,6	80,7
Beafsteak	30,8	12,3	—	244,7
Schinken	24,7	36,8	0,2	442,0
Hering	16,1	8,5	—	145,0
Kaviar	29,3	14,0	—	250,0
Eier, gebraten	13,8	16,8	—	214,6
Hühnerei	12,6	12,1	0,6	167,0
Omelett	10,8	31,9	15,2	404,4
Mannagrütze	5,9	5,3	17,9	146,9
Gekochte Bohnen.	8,1	10,4	7,9	161,2
Grüne Bohnen	1,8	3,6	6,0	65,2
Grüne Erbsen	6,1	0,4	12,4	79,6
Reis, gekocht	2,2	4,4	29,2	169,3
Makaroni	2,3	3,5	20,9	127,4
Wermischellen	8,5	14,0	25,9	271,3
Pfannkuchen	9,0	20,1	23,3	319,3
Käsekuchen	12,4	14,2	30,2	308,0
Emmentaler Käse	29,5	29,8	1,5	404,0
Holländischer Käse	25,7	29,0	3,5	389,0
Erbsensuppe	3,1	2,0	8,5	65,7
Reissuppe	0,7	0,2	6,6	31,7
Perlgraupensuppe	1,1	0,4	5,4	29,8
Mannasuppe	1,1	0,3	4,4	24,8
Wermischellensuppe	1,3	0,5	4,9	29,0
Kartoffeln, gebraten	2,4	8,2	28,2	201,4
Schweinespeck, gebraten	11,0	83,0	—	818,4
Kuhmilch	3,4	3,6	4,8	67,0
Weizenbrot	6,8	0,5	57,8	270,0
Roggenbrot	6,4	1,1	50,4	243,0
Getrocknete Pflaumen, abgekocht .	1,3	0,3	37,3	208,9
Apfelauflauf	9,5	22,9	33,0	199,5
Apfelkompott	0,3	—	27,2	96,1
Äpfel	0,3	8,8	3,9	52,0
Birnen	0,4	9,1	4,0	54,0

100 Gramm	Eiweiß	Fett	Kohlen-hydrate	Kalorien-wert
Pflaumen	0,4	14,7	0,8	62,0
Weintrauben	0,6	14,4	1,9	66,0
Zucker	—	—	99,0	398,4
Kuhbutter (Öl)	0,5	81,5	0,5	780,4
Schweineschmalz	0,3	95,0	—	884,9
Kognak, Kornbranntwein				300—350
Feinster Kognak, Branntwein				400—500
Südweine (Portwein, Marsala, Sherry usw.)				100—120
Rot- und Weißweine (Rheinwein, Burgunder, Bordeaux) . . .				65—80
Leichte Tischweine				60—70
Apfelwein				50—60
Exportbier				50—60
Helle leichte Biere				35—50

Für Kranke, denen die Nahrung nur in flüssiger Form gereicht
werden muß, eignet sich außer Schleimsuppen aus Gerste, Reis usw.
noch ganz besonders Haferschleim, da er von allen Stoffen dieser
vegetabilischen Gruppe am meisten Eiweiß und Fett enthält. Ferner
ist sehr nahrhaft eine Zusammensetzung von Kakao oder Kaffee
mit Milch (Rahm), Zucker und Ei. Auch verdient Mandelmilch
viel häufiger verordnet zu werden, da ihr Prozentgehalt an Eiweiß
und Fett sehr hoch ist.

Darf per os zeitweilig nichts gegeben werden, wie z. B. bei der
akuten allgemeinen Peritonitis, so sind außer der subkutanen Zufuhr
von physiologischer Kochsalzlösung — Wasserklistiere mit Zucker
(am besten Traubenzucker, Maltose), vielleicht noch mit einem
Zusatz von Wein oder Alkohol, sehr zu empfehlen. Hierbei ist nur
eine wesentliche Bedingung, wie überhaupt bei allen Nährklysmen,
daß sie nicht zu oft gestellt werden (etwa dreimal des Tages) und
daß ferner der Mastdarm nur einmal, und zwar am Morgen, $^{1}/_{2}$ bis
1 Stunde vor Beginn der rektalen Ernährung ausgespült wird.

C. Zum Verbandwechsel.

Der Verbandwechsel bei nicht eiternden Wunden.

Wenn bei einer Operation die Hautwunde vollständig geschlossen
worden ist, also eine Heilung per primam intentionem erwartet

wird und alles „programmmäßig" glatt verläuft, so läßt sich der Zeitpunkt leicht bestimmen, wann der erste und meist wohl auch einzige Verbandwechsel erfolgen soll. Zwischen dem 6. und 10. Tage nimmt man dann gewöhnlich alle Nähte heraus und entläßt bald darauf den Patienten. Sind dagegen abends geringe Temperatursteigerungen zu verzeichnen, treten unbedeutende Lungenerscheinungen auf, machen sich Darmstörungen bemerkbar usw., so ist es immer geraten, auch wenn von seiten der Wunde keine Anzeichen vorhanden sind, den Verband schon vor der Zeit einmal zu lüften, um sich über den Zustand der Narbe und Umgebung zu vergewissern. Beginnende lokale Entzündungsprozesse brauchen nämlich absolut keine subjektiven Symptome, wie Brennen, Schmerzen usw. hervorzurufen, und dennoch bilden sie die Veranlassung zu den genannten Erscheinungen. Entfernt man dann sogleich einige Suturen, führt, wenn auch nur oberflächlich, einen Tampon ein, legt etwas angefeuchtete Gaze darüber, so ändert sich das Krankheitsbild in kürzester Zeit; die vagen Symptome von seiten der anderen Organe schwinden gleichsam zusehends, und die Temperatur sinkt sehr bald zur Norm herab.

Der Verbandwechsel bei eiternden Wunden.

Ist bei der Operation die Wunde offen gelassen und wegen vorhandenen Eiters, oder in der Voraussicht, daß es zu einer Heilung per secundam kommen werde, drainiert worden, so läßt sich nicht immer sogleich vorhersagen, wann der Verband gewechselt werden soll. Die Entscheidung hierüber hängt eben von vielen Momenten ab und ist öfters nicht leicht zu treffen.

Im allgemeinen mache der Anfänger sich zur Regel, die Verbände bei eitrigen Prozessen nicht zu häufig zu erneuern, damit die Wunde eben nicht unnütz irritiert, und auch der Patient nicht unnötigerweise mit Schmerzen geplagt werde. Gewiß ist es richtig, bei starker Absonderung die durchtränkten Verbände oft zu wechseln und frische Marly täglich, ja selbst mehrmals des Tages aufzulegen, ein Nonsens wäre es aber, den Tampon alle Tage zu erneuern. Dieser Fehler wird leider nur zu oft begangen. Leitet der Tampon den Eiter gut ab, ist die Gaze nicht durchtränkt und sitzt die Binde richtig, so lasse man die Wunde in Ruhe. „Blut ist ein ganz besonderer Saft" und hilft sich selbst immer noch am besten. Wir Ärzte können der Natur nur ein wenig nachhelfen, sollen ihr aber nicht womöglich noch entgegenarbeiten. Abgesehen von dem Schaden, den die Polypragmasia stiftet, hat das häufige Verbinden auch den Nachteil, daß das Hilfspersonal überlastet und der Kostenpunkt, namentlich bei größerem Betriebe, sehr merklich erhöht wird. Ein noch weniger stichhaltiger Grund dafür wäre die von Patienten oft ausgesprochene Meinung, je häufiger der Verband gewechselt werde, desto besser sei es für die Wunde, um so schneller erfolge die Heilung.

Als Richtschnur für ein rechtzeitig vorzunehmendes Verbinden nach der Eröffnung eines Eiterherdes dient also zunächst der Verband selbst. Ist er gut angelegt (weder zu lose noch zu fest), nicht von Eiter und Blut imbibiert, so lasse man ihn unberührt etwa 2, 3 und auch noch mehr Tage, resp. ersetze nur die Marlylagen, wenns erforderlich sein sollte, teilweise oder auch gänzlich, ohne jedoch den Tampon zu wechseln. Von letzterem darf man nur das durch eingetrocknetes Blut hart gewordene und deshalb nicht mehr aufsaugungsfähige Ende abschneiden, falls es noch lange genug aus der Wunde heraushängt. Eine Erneuerung des Tampons wäre nur dann zulässig, wenn er, wie oben bemerkt, nicht mehr drainieren sollte, zu fest hineingestopft, oder aber durch einen reichlichen Eiterabfluß herausgeschwemmt worden wäre. — Speziell nach Bauchoperationen können die Gazestreifen meist bis zu einer Woche und auch länger unberührt liegen bleiben. Dann erst sollte man anfangen, die Tampons zu lockern, etwas anzuziehen, einzelne zu wechseln und so fort, um dann schließlich den letzten etwa nach 14 und mehr Tagen mit einem frischen zu vertauschen. Ein früheres Herausziehen derselben ist hier äußerst selten geboten und, ganz abgesehen von der dadurch leicht entstehenden Blutung, schon deshalb irrationell, weil beim Wechseln die neuen Tampons niemals ebensogut wie während der Operation, in die erforderliche Lage gebracht werden können.

Der weitere und wichtigste Grund, den ersten Verbandwechsel nicht zu früh vorzunehmen, ist dann gegeben, wenn man sich für berechtigt hält, annehmen zu können, daß von seiten der Wunde alles in Ordnung sei. Waren die Inzisionen genügend tief, nicht zu klein, auch nicht zu lang, sowie in erforderlicher Anzahl angelegt, und die Tampons hinreichend locker bis gegen den Grund der Höhle geführt, zeigen sich in der Umgebung des verbundenen Körperteiles keine irgendwie verdächtigen Veränderungen, wie vielleicht stärkeres Ödem, Rötung, zyanotische Flecken usw., klagt der Kranke nicht

über unverhältnismäßig starke Schmerzen in der Wunde, und bietet
der Allgemeinzustand nichts Bedrohliches, so dürfte der Verlauf in
den ersten Tagen post operationem aller Wahrscheinlichkeit nach
normal, die Wunde demnach nicht zu revidieren und ein Verbandwechsel zunächst direkt kontraindiziert sein. Öfters steigt auch die
Temperatur gleich nach der Inzision, gewöhnlich aber erst nach ein
paar Tagen, was durch die gesetzte Wunde und der damit verbundenen
Resorption von Toxinen und Endotoxinen bedingt ist. Diese Ver-
schlimmerung des Zustandes muß man als eine ganz natürliche
Folgeerscheinung ansehen, die nur höchst selten ein aktives Vorgehen
erheischt. Man lasse sich also dadurch nicht irreleiten, sondern warte
ruhig ab, bis der Organismus selbst das Nötige getan hat.

Wie oft die Verbände in den nächsten Wochen zu wechseln sind,
hängt ganz von der Ausgiebigkeit der Sekretion ab. Bei reichlicher
Absonderung wird man schon des unangenehmen Geruches wegen
täglich verbinden müssen, bei geringerer dagegen jeden zweiten,
dritten Tag. Sobald gute, kräftige Granulationen aufgeschossen
sind, sinkt auch die Eiterbildung auf ein Minimum herab, schließlich
scheidet sich nur noch eine seröse Flüssigkeit aus, so daß der Verband ruhig drei, vier und mehr Tage liegen bleiben kann, wenn nur
die Umgebung der Wunde gut mit einer Salbe vor Mazeration ge-
schützt worden ist.

Das Abnehmen eines Verbandes.

Die Technik des Verbandwechsels ist auch eine Kunst, die gewöhnlich nicht mit der genügenden Sorgfalt betrieben wird. Schon
das Abnehmen der Marly ist oft sehr schwierig und kann, wenn un-
geschickt besorgt, zu einer schweren Geduldsprobe für den Kranken
werden. Bei richtiger Ausführung sollte das Abnehmen eines Verbandes nur die ersten Male geringfügige Schmerzen verursachen,
späterhin aber so gut wie schmerzlos sein. Eine weitere unbedingte
Forderung ist, daß die frisch aufgeschlossenen, zarten Granulationen
nicht aufgerissen werden. Es dürfen sich auf der Wundfläche keine
Blutpunkte zeigen, geschweige denn auf der Unterlage Blutlachen
bilden. Um diesen Forderungen zu genügen, sollte der Arzt wenigstens
für die ersten Verbände nach der eitrigen Operation prolongierte
warme lokale und, wenns nötig ist, auch allgemeine Bäder anwenden.
Sie haben auch noch den großen Vorzug, daß die Wunde sich dabei viel
schneller von den nekrotischen Gewebsfetzen reinigt, die Eiter-

absonderung kürzere Zeit dauert, also der Heilungsprozeß sehr begünstigt wird, und das subjektive Wohlbefinden des Patienten sich wesentlich hebt. Nach einem solchen Bade (von wenigstens 10 bis 15 Minuten) lassen sich die eingetrockneten und mit der Wunde wie Haut verklebten Verbandstoffe leicht, ohne Schmerzen und Blutungen hervorzurufen, entfernen, wenn die Mullschichten nicht einzeln, sondern die ganze Masse auf einmal, langsam und vorsichtig in der Längsrichtung des Schnittes, nicht quer zu ihm, abgehoben wird. Falls der Tampon sich nicht leicht mit fortnehmen lassen sollte, ist es besser, ihn mittels einer Pinzette zurückzuhalten und darauf gesondert, vielleicht auch durch Drehen nach einer Richtung hin, in zarter Weise herauszuziehen.

An das Bad schließt sich ein vorsichtiges Abtupfen der Wunde und Reinigen der Haut. Sollten sich die Eiterborken, Hautschüppchen usw. nicht leicht fortwischen lassen, so benutze man dazu am besten mit Benzin durchtränkte Wattebäusche. Hierbei sind stark reibende Bewegungen in gerader Richtung zu vermeiden, sondern mehr kreisende anzuwenden, die auch bei zartestem Drucke viel schneller und schmerzlos den Schmutz entfernen. Bei Patienten, die eben ein Erysipel überstanden haben, soll jedoch die Reinigung der Haut nicht zu früh vorgenommen werden; die noch sehr dünne Epidermis kann dabei nämlich ganz unversehens kleine Risse bekommen, was dann den noch virulenten Keimen in den Hautschuppen ermöglicht, ein Rezidiv hervorzurufen. — Die nächste Umgebung der Wunde muß man selbtsverständlich mit den Wattebäuschen sehr behutsam abwischen, damit nicht etwa Benzin in die Wunde gerate. Manche Patienten vertragen überhaupt nicht dieses Mittel, das ihnen ein lang anhaltendes Brennen und Jucken verursacht; darum sei man beim Gebrauch von Benzin das erste Mal sehr vorsichtig.

Das Besichtigen der Wunde.

Nach den eben beschriebenen vorbereitenden Maßnahmen verabsäume man nie, die Wunde und ihre Umgebung genau zu inspizieren. Es kann z. B. Eiterretention entstanden sein, die Sekretion plötzlich versiegt und die Granulationsfläche blaß und trocken sein, ferner können Ödeme, Infiltrationen resp. Abszesse sich gebildet haben, oder auf der Haut zyanotische Flecken, wie auf Erysipelas verdächtige Rötungen auftauchen u. dgl. mehr — Erscheinungen, die alle rechtzeitig bemerkt, schneller beseitigt oder doch wenigstens günstig be-

einflußt werden können. Bei Gliedmaßenverletzungen unterlasse
man auch nicht, im peripheren Abschnitte den Puls zu kontrollieren,
die Sensibilität zu prüfen und festzustellen, ob die Haut noch die
normale Wärme hat. — Jedenfalls kommen viele in Kürze nicht wieder-
zugebende Einzelheiten in Betracht, auf die beim Besichtigen der
Wunde und ihrer Umgebung geachtet resp. nach denen gefahndet
werden muß. Auch erfordern die übrigen Körperregionen sowie die
inneren Organe selbstverständlich eine genaue Untersuchung, namentlich wenn im Zustande des Patienten ganz unerwartet eine Ver-
schlimmerung eintritt. — Ist zudem, ohne jeden Aufschub, eiligst
eine Entscheidung zu treffen und der Krankheitsfall prognostisch
schwer zu beurteilen, wie beispielsweise mitunter bei Gelenkver-
eiterungen, so wird dadurch für den Arzt noch der Entschluß außerordentlich erschwert und zugleich auch sehr verantwortungsvoll;
— denn führt man die Amputation aus, so wird der Patient zum
Krüppel, unterläßt man den Eingriff, so kann er möglicherweise
zugrunde gehen.

Das Wechseln der Tampons.

Bei der Tamponade ist auf folgendes acht zu geben. Um den
Gazestreifen möglichst schmerzlos und ohne Blutung hervorzurufen,
einführen zu können, soll man ihn ein wenig angefeuchtet (am besten
wohl mit etwas $0,9-10,0\,^0/_0$iger Kochsalzlösung) langsam und zart
mittels einer Sonde vorschieben. Schon der schlechteren Aufsaugung
wegen ist es ja bei etwas dickflüssigerem Eiter nicht rationell, trockene
Verbandstoffe zu benützen. — Den Wundkanal resp. die Höhle muß
der Tampon nur locker und womöglich dochtförmig ausfüllen, so lange
die Absonderung eine reichliche ist[1]. Ein festeres Tamponieren
erscheint erst dann am Platz, wenn die Sekretion gering geworden
ist und die Wunde sich zu schließen beginnt. Da eben der Heilungsprozeß von innen nach außen hin vor sich gehen soll, hat es eine große
Bedeutung, wenn die Ränder speziell in den Wundwinkeln gut offen
gehalten werden. Erfolgt jedoch die Vernarbung zu früh, so kann

---

[1] In einigen Fällen von Panaritien, wo die Fascia superficialis bzw. Sehne
nekrotisch geworden ist, braucht man keine Tamponade anzuwenden, so lange
der sich abstoßende Gewebsteil noch en masse die Wundränder auseinander
hält. — Ebenso wirkt bei Furunkeln der Pfropf wie ein Tampon; daher ist
es meist überflüssig, die Wunde künstlich aufzuhalten.

Auch bei Anwendung der Stauungshyperämie nach Bier kann gewöhnlich
das Tamponieren unterlassen werden.

in der Tiefe Eiter sich ansammeln, der sich dann entweder selbst
den Weg zur Oberfläche bahnt oder durch eine Nachoperation entfernt werden muß. Zum Offenhalten der Wundränder sind deshalb
die von v. Eiselsberg empfohlenen kleineren und größeren Eisen-
ringe sehr zweckmäßig, ebenso auch die Sperrhölzchen nach W.
Rosenthal (Zentralbl. f. Chir. Nr. 11, S. 213, 1917), die zurecht-
geschnitten, mit sattelförmiger Einkerbung versehen und dann
sterilisiert, zwischen die Wundränder eingeklemmt werden. Durch
derartige Maßnahmen läßt sich in vielen Fällen das Tamponieren
auch ganz umgehen. — Wird in die Bauchhöhle beispielsweise nach
einer Enteroanastomose ein Tampon eingeführt, so darf er, wie schon
früher hervorgehoben, keinesfalls bis an die Nahtstelle geleitet und
auch nicht zwischen Darmschlingen gelagert werden. — Nicht nach-
drücklich genug wäre auch daran zu erinnern, daß man das zur Wunde
heraushängende Tamponende lang lasse (speziell bei Abdominalwunden), oder wenigstens dem Hineinrutschen der Marly, wie des
Drainrohres in die Tiefe durch einen angebundenen langen Seiden-
faden resp. eine Sicherheitsnadel vorbeuge. Wann Mullstreifen
durch Gummi- oder Glasdrains zu ersetzen sind, hängt ganz von den
gegebenen Verhältnissen, wie etwa der Lage der Inzisionsstelle, der
Muskelspalten usw. ab. Das eine Mal können diese, das andere eben
jene ihren Zweck besser erfüllen. Das Durchziehen der Gaze oder
des Drains von einer Schnittwunde bis zur anderen dürfte sich wohl
immer umgehen lassen; man quält damit nur die Patienten und erreicht doch keinen besseren Abfluß des Eiters. Durch Vorschieben
eines Tampons von jeder Öffnung aus, bis die Marylenden sich etwa
berühren, wird das gleiche erreicht, und zwar auf weniger rüde Weise.

Wann man den Tampon, speziell nach der Operation, zu erneuern hat, ist bereits auf S. 69 besprochen worden. Während der
weiteren Behandlung wird ein Wechsel wohl meist bei jedem er-
neuten Verbande sich als nötig erweisen. Sollte jedoch der Tampon
nicht herausgefallen sein und noch gut drainieren, so ist selbstredend ein Liegenlassen bis zum nächsten Verbande das Richtigere.

Wie lange die Tamponade fortzusetzen ist, ergibt sich bei oberflächlichen Wunden schon von selbst, dagegen nicht bei denen, die
in die Tiefe reichen. Hier muß man eben durch allmählich knapperes
Tamponieren die richtige Zeit, wenn man damit aufhören darf, abpassen. Nicht selten verfallen Anfänger auch in den Fehler, daß sie
die Wunde zu lange offen halten, was natürlich vermieden werden muß.

Ganz speziell ist davor zu warnen bei Abdominalwunden, weil sich namentlich im jugendlichen Alter schon in kurzer Zeit Darmfisteln bilden können.[1])

Damit beim Verbandwechsel der Tampon nicht unbeabsichtigt oder in unzarter Weise herausgezogen werde, empfiehlt es sich, das Ende auf kleine Mullservietten, die zu beiden Seiten der Wunde gelegt werden, auszubreiten.

Wie bei den mehr oberflächlichen Wunden statt der Gazestreifen Sperrvorrichtungen gebraucht werden, ebenso können bei denen, welche in die Tiefe reichen, nach dem Vorschlage von O. Ansinn (Zentralbl. f. Chir. Nr. 45, S. 895, 1916) sog. Sperrdrains angewandt werden, um die Nachteile, wie Sekretionsstauung, Verkleben der Wundränder mit dem Tampon, vorzeitiger Wundverschluß usw., zu beseitigen.

Man benutzt zu diesem Zweck durchlöcherte, zueinander parallel gelagerte Glasdrains, die durch kleine Brückenstücke miteinander zusammengeschmolzen sind, und näht sie senkrecht zur Wundspannung an die Haut bzw. Faszie. — Die von Seemann (Zentralbl. f. Chir. 1919, Nr. 31, S. 607) empfohlenen Perlbänder dienen demselben Zweck.

Zur Anwendung von Medikamenten.

Obwohl schon einzelne Stimmen vor Beginn des Weltkrieges laut wurden, hat man doch erst während desselben an der Hand überreicher Erfahrungen die Tatsache festgelegt, daß die Asepsis nicht immer die Antisepsis ersetzen kann, sondern daß beide Methoden einander ergänzen sollen.

In der Natur der Sache liegt es, daß der eine dieses, der andere jenes Mittel bevorzugen wird; ein Allheilmittel dürfte wohl kaum gefunden werden. Jedenfalls muß unser Leitstern das nil nocere sein, und da in der Friedenspraxis ja ungleich günstigere Verhältnisse vorliegen, so besteht meistenteils kein zwingender Grund, eiternde Wundhöhlen etwa mit joddurchtränkter Gaze auszutamponieren, oder gar Jodtinktur hineinzugießen. Desgleichen sind auch Streupulver entbehrlich (es sei denn, daß gewisse Pulver ihres außerordentlichen Adsorptionsvermögens wegen gebraucht werden), und die während der antiseptischen Ära so viel angewandten Ausspülungen der Wundhöhlen mit den verschiedensten Lösungen nur angezeigt,

---

[1]) Mit dem Tamponieren wird überhaupt, wie sich Bier gelegentlich geäussert hat, noch mehr Unfug getrieben, als mit dem Massieren.

falls die Eitermassen nicht anders entfernt werden können. — Hat
jedoch die Wundsekretion aufgehört und sind kräftige Granulationen
aufgeschossen, dann sollte man erst recht ein Medizinieren für unnötig halten. Man lasse die Wunde in Ruhe und warte ab, bis die
Natur die Heilung selber besorgt hat. Allenfalls bei Granulationen,
die hoch aufgeschossen oder blaß und schlapp sind, wäre ein Ab-
beizen bzw. Anregen von Nutzen. Als ein Vorbeugungsmittel gegen
exzessive Wucherungen eignet sich sehr der von Credé empfohlene
weiße Silberverbandstoff, der zudem noch den Vorzug besitzt, daß
er mit der Wundfläche nicht verklebt, keine Sekretionsstauung
verursacht und durch die Bildung von milchsaurem Silber desinfi-
zierend wirkt. Ganz besonders hebt C. Lauenstein (Zentralbl.
f. Chir. Nr. 26, S. 457, 1915) diese Wirkung lobend hervor, ebenso
auch M. Vogel (Zentralbl. f. Chir. Nr. 26, S. 461, 1915). Den
von Kalsted eingeführten dünnen durchlässigen Silberplättchen
rühmt E. Lexer (Zentralbl. f. Chir. Nr. 14, S. 21, 1915) das gleiche
nach. Auch das Bier'sche Verklebungsverfahren leistet vorzügliches,
wo unter Kompression von Heftpflasterstreifen oder wasserundurch-
lässigen Stoffen (Gaudafil) die Epithelisierung der granulierenden
Flächen rasch vor sich geht.

Speziell wäre noch darauf aufmerksam zu machen, daß man bei
eitrigen Prozessen auf die umgebenden Hautpartien sorgsam achten
soll. Da der Eiter reizend auf die Epidermis wirkt, wird dieselbe
leicht rot, schließlich wund und ekzematös. Als Vorbeugungsmaßregel
ist es daher gut, schon bei den ersten Verbänden damit zu beginnen,
daß man die Hautdecken nach gründlicher Reinigung dick mit einer
Pasta bestreicht. Salben direkt auf die Wunden zu schmieren, dürfte
erst dann angebracht sein, wenn die Sekretionsabsonderung gering
geworden ist und die Epithelisierung bzw. Vernarbung begonnen hat.

Daß auf die mit Jodtinktur eingepinselte Haut keine feuchten
Verbandstoffe, keine Priesnitzschen Umschläge gelegt werden dürfen,
ist ebenfalls zu berücksichtigen.

Bezüglich der subkutanen Injektionen muß hervorgehoben werden,
daß man als Lösungsmittel statt Aqua destillata stets physiologische
Kochsalzlösung (0,9%) verschreiben sollte, weil dann die Ein-
spritzungen fast immer schmerzlos sind. Wie oft muß nicht eine
Arsenikkur abgebrochen werden, weil der Patient die Injektionen
nicht mehr ertragen kann! — Verschreibt dagegen der Arzt das

Mittel in Chlornatronlösung, so wird er solche Erfahrungen nicht machen [1]).

Das Auflegen von Gaze, Watte usw.

Verbandstoffe, die zur Bedeckung nach aseptischen Operationen gebraucht werden, sollen trocken sein; solche zum Aufsaugen von Eiter dagegen feucht, weil dadurch nicht nur das Wundsekret verflüssigt, sondern auch die Kapillarkraft der Gaze erhöht wird. Die an der Oberfläche ständig vor sich gehende Verdunstung entzieht also der Wunde die Eitermassen und leitet sie gut ab. Deshalb ist es nicht richtig, die angefeuchteten Kompressen, wie es vielfach geschieht, durch undurchlässige Stoffe abzuschließen. — Luftzutritt ist nur dann unerwünscht, wenn man durch erhöhte Wärmebildung die Resorption eines Infiltrates begünstigen oder eine eitrige Einschmelzung beschleunigen will. Das Verordnen von abschließenden Verbänden ist demnach indiziert bei allen nicht eröffneten entzündlichen Prozessen, nach der Inzision jedoch nur, falls noch eine vorhandene Infiltration zur Resorption bzw. Einschmelzung gebracht werden soll. So äußert sich P. Kerz (Zentralbl. f. Chir. Nr. 41, S. 732, 1918), und auch v. Gaza (Bruns Beitr. Bd. 115, Heft 2, S. 362), sowie andere vertreten diese Ansicht.

Nach solchen Erwägungen und nicht weniger auch nach den praktischen Erfahrungen werden wir bei einer Eiterabsonderung, besonders wenn sie dickflüssig, rahmig ist, die Wunde mit feuchter, gut ausgerungener Gaze zu bedecken haben, wobei die oberen Schichten sehr wohl aus sterilisierter, trockener bestehen können. Jedenfalls sollen die Verbandstoffe nicht naß oder gar triefend sein; das wäre

---

[1]) Über das Verordnen von Medikamenten will ich weiter nicht reden. Das erforderliche Arsenal ist ja so klein und veranlaßt den Chirurgen kaum, Polypragmasie zu betreiben. Nur auf einzelne am häufigsten gemachte Fehler in der Schreib- und Sprachweise möchte ich noch aufmerksam machen.

Falsch betont werden oft die Worte: antícus, postícus, pylórus, cardía, peritonáeum, epúlis, parúlis, varíola, ductus cholédochus, vesíca, próstata A. interóssea, Os calcáneum, cavum týmpani, M. sóleus, M. peronáeus, Fossa poplítea usw.

Das falsche Geschlecht wird gebraucht z. B. bei den Worten: pes (m), ren (m), tumor (m), manus (f), cervix (f), appendix (f), bolus (f), crus (n).

Falsch geschrieben werden vielfach die Worte: Diphtherie, Dysenterie, Erysipelas, thrombosis, croupöse Pn. hydrokele, variokele, lithiasis, peritonaeum, caecum, M. glutaeus, urethra, ureter, gonorrhoea usw. . . . . appendektomia, Aspirin, pilulue, inf. Ipecacuannhae, Inf. foliorum Digit. usw.

ja schon der schlechten Drainage wegen ganz widersinnig und auch aus dem Grunde falsch, weil die Bakterien einen günstigeren Nährboden fänden.

Ferner ist es nicht unwesentlich, wie die Marly aufgelegt wird; man muß sie nämlich nicht in dicken Schichten anhäufen, ja, wie es nicht selten geschieht, hoch auftürmen, sondern möglichst flächenhaft anordnen, so daß die Wunde, falls der Verband sich verschieben sollte, nicht unbedeckt bleibe. — Ebenfalls verdient beachtet zu werden, daß beim Verbandwechsel die Gaze leicht zu entfernen sein muß. Am Halse und an den Extremitäten sind deshalb zirkuläre Touren nach Möglichkeit zu vermeiden, sowie am Rumpf eine weit verzweigte Verteilung der einzelnen Kompressen. — Watte, Lignin oder andere derartige Stoffe sollen die Gaze allseitig überragen und glatt dem Körper aufliegen, damit der Verband durch die Binde auch eine mehr gefälligere Form erhalte.

Über die Fehler, die hauptsächlich beim Umlegen der Binde gemacht werden, will ich gesondert im nächsten Abschnitt sprechen.

Die obigen Ausführungen sind ganz allgemein gehalten und können daher für die Nachbehandlung nur die Richtungslinien andeuten. Bei jeder einzelnen Krankheitsform kommen aber noch gewisse Detailfragen in Betracht, auf die hier nicht eingegangen werden soll, weil sie in Spezialwerke hineingehören.

D. Zum Anlegen von Verbänden.

Beim Anlegen der Verbände ist darauf zu achten, daß sie 1. ihren Zweck erfüllen, also richtig sitzen, 2. für die Zukunft keine irreparablen Störungen in der Funktion der Extremitäten hinterlassen und 3. auch eine kunstgerechte Form haben. Hauptsächlich werden von den Anfängern gegen die zweite Forderung die schwerwiegendsten Verstöße gemacht, die bei korrekter Überlegung wohl immer umgangen werden könnten.

Bindenverbände.

Oft werden die Bindentouren zu lose angelegt, wodurch die Marly sich verschieben und somit die Wunde vor Infektion von außen her nicht schützen kann; viel häufiger jedoch werden sie zu fest

angezogen, was dem Patienten Schmerzen verursacht, ein Weiter-
schreiten der entzündlichen Prozesse begünstigt u. dgl. mehr. Wer
also noch nicht die nötige Technik erlangt hat, vergesse nie nach
Beendigung eines Verbandes ihn auf seine Festigkeit hin zu kontrollieren. — Damit der Verband gut halte, müssen beim Umlegen
der einzelnen Bindentouren gewisse Regeln beobachtet werden,
die für die einzelnen Körperteile ganz bestimmte sind. In Kürze
aufgezählt, wären es folgende [1]).

Beim Verbinden des Kopfes müssen die einzelnen Touren so
geführt werden, daß sie nach Möglichkeit die größte Zirkumferenz
umfassen: geht z. B. die eine Hälfte der Bindentour quer über die
Stirn, so soll die andere den Hinterkopf mehr zum Nacken hin um-
schließen; bedeckt die eine den Winkel zwischen Hals und Unterkiefer, so hat die andere nicht gerade den Scheitel, sondern die Partie
um den Haarwirbel zu treffen; läuft eine links vor dem Ohr, so muß
die andere rechts hinter der Muschel vorübergehen usw. Sollen die
Ohren mit eingeschlossen werden, so muß in den Gehörgang und hinter
der Muschel etwas Watte kommen. Laufen die Touren unter dem
Kinn vorbei, so hat der Patient während des Anlegens der Binde
den Mund offen zu halten. Tut er das nicht, so kann der Verband leicht
zu fest werden (bei Bewußtlosen besorgt der dazwischen geschobene
Finger die Kontrolle). — An Stelle der nicht gut haltenden mitra
Hyppocratis hat kürzlich Härtel (Zentralbl. f. Chir. Nr. 47, S. 1414,
1920) einen leicht anzulegenden und besser fixierenden Verband
vorgeschlagen.

Auf die zirkulär um Stirn und Hinterhaupt resp. Nacken verlaufenden
Touren (wobei, ohne daß dieselben an Halt verlieren, gleich möglichst viel
vom Schädeldach mit bedeckt werden soll), erfolgen die Bindentouren in der
Richtung vom Scheitel vor den Ohren vorbei zum Kinn. Hierauf fixiert man
den ganzen Verband noch mit einigen Touren, entsprechend dem Verlauf der
ersteren und zieht dann die Kinnschleifen über das Gesicht nach oben (zur
Deckung der eventuell frei gebliebenen Partien). Die ums Kinn geführten
Bindenteile werden demnach um ihre Achse gedreht, so daß ihre inneren
Flächen nach außen zu liegen kommen.

Wenn man einen Halsverband macht, so wickele man Kopf und
Brust in der ersten Zeit wenigstens immer mit ein.

Um das Herunterrutschen eines Brustverbandes zu verhindern,
soll man vor dem Anlegen der Binde einen längeren Streifen davon

---

[1]) Mehrere der Angaben sind aus dem Leitfaden unverändert über-
nommen.

über die eine Schulter legen, um nachher die herunterhängenden Enden über der anderen zu knüpfen.

Bauchverbände dagegen verschieben sich leicht nach oben. Man soll daher einen oder beide Oberschenkel durch die Spica coxae mit einschließen. Wickelt man den Leib in ein Handtuch ein, so fixiert man letzteres mit Schenkel-, eventuell auch Schulterbändern.

Bei der Spica coxae muß der Patient immer aufgefordert werden, das ganze Bein gerade gestreckt zu halten, sonst verursachen nachher die Bindentouren in der Inguinalbeuge Schmerzen.

Um das Heruntergleiten eines Oberschenkelverbandes zu verhüten, soll man mit einigen Spicatouren auch das Becken mit hineinnehmen.

Beim Verbinden des Unterschenkels ist meist der Fuß mit einzuwickeln und eventuell auch das Kniegelenk, um dem Herunterrutschen vorzubeugen.

Damit beim Anlegen der Spica humeri die Haut in der Achselhöhle nicht eingeschnürt werde, muß der Arm schlaff herunterhängen.

––––––––

Bei kleineren Verbänden kann man statt der Binden auch Kollodium, Kautschuklösung, Mastisol und Leukoplast wie Kautschukpflaster benützen. Beim Gebrauch der Pflaster sei nur hervorgehoben, 1. daß beim Auflegen der Verbandstoffe die Watteschicht die Gaze nicht überrage, 2. daß die Heftpflasterstreifen genügend lang seien, damit die an der — am besten rasierten — Haut haftenden Enden sich nicht so leicht ablösen können, und 3. daß die Streifen so angeklebt werden, daß sie bei Bewegungen ein Sichabheben der Mullschichten von der Wunde nicht zulassen (also in der Richtung der Querachse verlaufen).

Schienen- und Extensionsverbände.

Bei Schienenverbänden der unteren Extremität vergesse man nicht, dem Fuß bei geringer (physiologischer) Außenrotation eine rechtwinkelige Stellung zum Unterschenkel zu geben, die Hacke, Achillessehne wie Malleolen frei zu lassen und das Kniegelenk durch Unterschieben einer Watterolle in die Fossa poplitea in leichte Flexion zu bringen [1]).

––––––––

[1]) Der allgemein gebräuchlichen Volkmann'schen Schiene ist die von Bruns empfohlene vorzuziehen, da sie die Außenrotation usw. berücksichtigt.

Wird der Vorderarm mit Einschluß der ganzen Hand auf eine
Schiene gelegt, so dürfen die Finger, falls sie nicht frei beweglich
bleiben können, nur in Flexionsstellung (Wattebausch) eingebunden
werden. Die Geradstellung resp. Hyperextension kommt nur äußerst
selten in Betracht, wie etwa nach Vernähung der Strecksehnen.

Das Ellenbogengelenk ist selbstverständlich fast immer in recht-
winkeliger Stellung zu fixieren.

Um beim Extensionsverbande die Längsstreifen zu befestigen,
zieht der Anfänger die dazu verwandten Quer- und Schrägstreifen
beispielsweise oberhalb der Malleolen meist zu stramm an. Die Ränder
schneiden infolgedessen besonders über der Achillessehne ein, und
der Kranke muß wegen einer solchen Unachtsamkeit arge Schmerzen
ertragen. Es ist daher sehr wichtig, im Anspannen Maß zu halten
und als Vorsichtsmaßregel die Heftpflasterstreifen an den Rändern
stets ein wenig einzukerben. — Ferner ist noch ratsam, entsprechend
den Gelenken zwischen Haut und Pflasterstreifen eine Schicht Gaze
oder Watte zu legen, damit die, wenn auch minimalen Bewegungen
nicht behindert werden.

Gipsverbände.

Bevor Gipsbinden hergestellt werden, soll der Gips stets vorher
auf seine Brauchbarkeit hin geprüft werden (durch Anrühren von
etwas Gips oder Umwickeln eines Gegenstandes mit einer kurzen
Probebinde). Verwendet man Material, das aus der Luft zu viel
Feuchtigkeit angezogen hat, so verschwendet man nicht nur unnütz
Geld und Zeit, sondern fügt auch dem Kranken oft Schmerzen zu,
die leicht zu vermeiden gewesen wären. — Wird die Büchse mit
Gips in einem kalten Raum aufbewahrt, so muß sie wenigstens einige
Stunden vor dem Abnehmen des Deckels in ein warmes Zimmer
gestellt werden, sonst verdirbt der Gips.

Was ferner die Herstellung der Gipsbinden betrifft, so verwendet
man dazu am besten entfetteten, weißen Mullstoff; Stärkegaze ist
weniger dazu geeignet. In neuester Zeit sind auch Papierbinden
in Gebrauch gekommen, weil sie billiger sind und durchaus den Anforderungen entsprechen (Sterilingipsbinden, Krepabinden usw.).
Sehr zu achten ist darauf, daß man die mit Gipspulver bestreuten
Binden weder zu fest noch zu lose aufwickelt. Eine richtig hergestellte
Gipsbinde bleibt nach Pels-Leusden auf der Unterlage nicht vollständig rund, sondern plattet sich ein wenig ab, wird oval. — Kurz

vor dem Gebrauch soll man sie einzeln in warmes Wasser legen (so daß sie vollständig davon bedeckt sind). Wenn der Gips nicht von tadelloser Qualität ist, so schütte man zum Wasser etwas Alaun oder Kochsalz. Beim Hineinlegen muß man die Binde horizontal halten und so lange unberührt liegen lassen, bis keine Luftblasen mehr aufsteigen, auch wenn man mit dem Finger gegen die Stirnseite des Bindenkopfes anklopft (nicht aber senkrecht dazu die Binde etwas eindrückt). Das Herausnehmen hat vorsichtig zu erfolgen, wobei zum Entfernen des überflüssigen Wassers beide Seiten nur mäßig zu komprimieren sind. Während des Anlegens von Gipsbinden darf man die einzelnen Touren nicht zu fest anziehen, sondern soll das Abrollen der Binde mehr der eigenen Schwere überlassen. Als Regel gilt selbstverständlich, daß die Binde ohne Renversées von der Peripherie zum Zentrum angelegt werde, so daß die einzelnen Touren einander etwa zur Hälfte bedecken. Ferner ist beim Abwickeln stets ein Anmodellieren erforderlich, damit der Gipsbrei sich gut anlege, keine Luftblasen dazwischen bleiben, und der Verband eine gefällige Form erhalte. Empfehlenswert ist noch, zum Schluß eine Gazebinde darüber zu fixieren, damit die sich abbröckelnden Gipsteile nicht den Fußboden beschmieren.

Zum Reinigen der Hände von Gips eignet sich die wohl überall leicht zu beschaffende Essigsäure.

E. Zum Aufstehen bettlägeriger Patienten.

Nach größeren Operationen, wo die Heilung der Wunde ohne Komplikationen glatt verläuft, begehen viele Patienten die Unvorsichtigkeit, daß sie, nachdem ihnen gestattet worden ist, aufzustehen, sich nicht rechtzeitig wieder hinlegen. Weil zunächst keinerlei Unbehagen eintritt, halten sie eben nicht Maß und müssen nachher insofern dafür büßen, als sie infolge der Übermüdung sich gezwungen fühlen, noch einige Tage länger zu liegen. Damit also Rekonvaleszenten möglichst bald wieder, sozusagen, auf die Beine kommen, soll der Arzt ihnen die Verhaltungsmaßregeln einschärfen, am ersten Tage 1. jedesmal nur wenige Minuten aufzusitzen resp. zu gehen, um sich darauf in der Liegelage gut auszuruhen, und 2. die Übungen recht oft zu wiederholen. Auf diese Weise paßt sich nämlich das Herz schneller den veränderten Anforderungen an, so daß der Genesende am 2. Tage, ohne Unterbrechung, schon einige

Stunden auf sein und am dritten bereits unbeschadet das Hospital verlassen kann.

Bei langdauernder Bettlägerigkeit haben die Kranken nur hin und wieder selbst die Initiative aufzustehen. Namentlich im Anschluß an Beinbrüche können sie sich trotz Aufforderung nicht so leicht hierzu entschließen. Dann ist es eben Pflicht des Arztes, sie zum Gehen anzuspornen, ja öfters auch recht energisch einzugreifen.

In anderen Fällen muß man dagegen manche wieder vom vielen Umhergehen zurückhalten, wie etwa bei langwierigen Eiterungen, wo die, wenn auch geringen, Temperatursteigerungen nicht weichen wollen. Man darf hier eben nicht aus dem Auge lassen, daß durch die Bewegung Keime weiter verschleppt, metastatische Abszesse resp. allgemeine Blutvergiftung hervorrufen können.

Kurzum, auch in solch relativ einfachen Fragen hat der Arzt mancherlei zu berücksichtigen und die genügende Umsicht zu bekunden, damit nicht noch während der Nachbehandlung Komplikationen, die sich hätten vermeiden lassen können, hinzukämen.

Mit diesen Hinweisen und Bemerkungen zu den mehr technischen Aufgaben in der Chirurgie schließe ich ab.

———

Wenn auch den praktischen Kenntnissen eine nicht zu unterschätzende Bedeutung zukommt, so genügen sie doch nicht, den wissenschaftlich gründlich vorgebildeten Chirurgen auch zu einem guten Arzte zu machen. Es müssen noch gewisse seelische Eigenschaften vorhanden sein, die ihn befähigen, den Patienten Vertrauen einzuflößen und beruhigend auf sie zu wirken, damit in schwerer Krankheit ihnen Mut und Hoffnung nicht verloren gehen. Wer also auch solche Gaben besitzt, der wird der Forderung gerecht, die der große Chirurg Billroth aufstellte, indem er den Ausspruch tat: „Nur ein guter Mensch kann ein guter Arzt sein.“

Verlag von J. F. Bergmann in München und Wiesbaden.

Soeben erschien:

Adolf Schmidt's
Klinik der Darmkrankheiten

Zweite Auflage.

Neu bearbeitet und herausgegeben von

Professor Dr. **C. von Noorden** in Frankfurt a. M.

unter Mitarbeit von

Dr. **Horst Straßner** in Kiel.

Mit zahlreichen meist farbigen Abbildungen.

1921. Preis **Mk. 180.—**, geb. **Mk. 192.—**.

Es gehörte ein gewisser Mut dazu, Ad. Schmidts allgemein anerkanntes Werk über Darmkrankheiten neu zu bearbeiten. Entweder konnte man die von Schmidt und dessen Schule zum Ausdruck gelangten Lehren an der Hand der neueren Literatur einfach weiterführen, oder man mußte zu den keineswegs allseitig angenommenen Anschauungen des uns leider zu früh entrissenen Forschers kritisch Stellung nehmen. Wenn die Neubearbeitung der Schmidtschen Klinik der Darmkrankheiten einem Autor von dem Range C. v. Noordens übertragen wurde, so war es von vornherein klar, welche dieser beiden Möglichkeiten er wählen würde. Und so ist denn unter der Hand v. Noordens in der Tat ein Werk entstanden, das nur noch das Gerüst, die Mauersteine und Fassade der ersten Auflage, aber eine totale Änderung der Innenarchitektur aufweist. In einzelnen weniger wichtigen Kapiteln ist das Mauerwerk verputzt und neuangestrichen, aber auch in diesem zeigt sich überall die persönliche Note des neuen Architekten. .

Die Hauptänderungen, für die v. Noorden und sein Mitarbeiter Horst Straßner verantwortlich zeichnen, betreffen die wichtigsten Kapitel der Darmphysiologie und Pathologie. Namentlich die pathologische Physiologie, die Röntgendiagnostik mit den schönen Abbildungen aus den Werken von Gottl. Schwarz und Stierlin, die allgemeine und spezielle Therapie, besonders die diätetische, die gastrogene und die Gärungsdyspepsie, bekanntlich zwei von Ad. Schmidt besonders gepflegte Gebiete die habituelle Obstipation die intestinale Myxoneurose, die Appendizitis, das Duodenalgeschwür, der Ileus, die Enteroptose und die Darmneurosen wurden entweder neu bearbeitet oder ganz umgeschrieben. Die Gesamtliteratur wurde bis zum Jahre 1920 ergänzt und erweitert.

Man kann sich aus dieser kurzen Aufstellung einen Begriff von dem Umfang eigner Arbeit machen, die in der neuen Auflage steckt. Nur ein so schaffensfreudiger Forscher wie v. Noorden konnte dies in der kurzen Zeit eines Jahres zustande bringen.

Aber nicht bloß die Quantität, sondern mehr noch die Qualität der neubearbeiteten Kapitel ist über jedes Lob erhaben. Welches Kapitel wir auch aufschlagen mögen, überall begegnen wir einer vollkommenen Beherrschung des Stoffes, einer ausgezeichneten Gliederung, einer bei aller Schlichtheit fesselnden, nie ermüdenden Darstellung. Was die neue Auflage über die erste weit hinaus hebt, sind die großen therapeutischen Erfahrungen v. Noordens. Hier spricht in jeder Zeile der anerkannte Diätetiker. Aber auch die Pharmakologie kommt zu ihrem Recht. In dieser Hinsicht ist besonders die Vorliebe für das Atropin zu bemerken, das in v. Noorden, im Gegensatz zum Referenten einen warmen und beredten Fürsprecher findet.

Die neue „Klinik der Darmkrankheiten" ist und wird für alle Kenner dieses Gebietes sein und bleiben ein Werk, für das das alte Horazische Wort gilt: „Vos exemplaria graeca nocturna versate manu, versate diurna".

Zum Schluß noch eine kurze Bemerkung über die Ausstattung der neuen Auflage Wir beglückwünschen den Verleger zu dieser geradezu vorbildlichen Leistung, was Druck Papier und Abbildungen betrifft. Das ist Friedensausstattung in optima forma.   Boas.

Archiv f. Verdauungskrankheiten.